看護師長として成長しつづける！

# 経験学習
# ガイドブック

## 倉岡 有美子

令和健康科学大学教授

医学書院

## 著者紹介

### 倉岡有美子（くらおかゆみこ）

1999年日本赤十字看護大学卒業。日本赤十字社医療センターに勤務。2006年聖路加看護大学大学院看護学研究科博士前期課程入学。2008年修了。2008年さいたま市立病院看護師長，2010年聖路加看護大学（2014年より聖路加国際大学に改称）大学院看護学研究科看護の機能領域（看護管理学）助教を経て，2018年より日本赤十字九州国際看護大学看護の基盤領域（看護管理学）教授。2024年より令和健康科学大学看護学部看護学科（看護管理学）教授。2017年看護学博士号取得（聖路加国際大学）。2010年より聖路加国際大学認定看護管理者ファーストレベルプログラムなど，看護管理者対象の研修会の講師を務める。

著書に，『看護現場を変える0〜8段階―コッターの企業変革の看護への応用』（医学書院），共著に，『実践家のリーダーシップ―現場を変える，看護が変わる』（照林社），『患者中心の意思決定支援―納得して決めるためのケア』（中央法規出版），『ナラティヴでみる看護倫理―6つのケースで感じるちからを育む』（南江堂），『臨床のジレンマ30事例を解決に導く看護管理と倫理の考えかた』（学研メディカル秀潤社），『ナーシング・グラフィカ看護の統合と実践①「看護管理」（第5版）』（メディカ出版）。

---

看護師長として成長しつづける！
## 経験学習ガイドブック

発　行　2019年8月1日　第1版第1刷©
　　　　2025年2月1日　第1版第3刷
著　者　倉岡有美子
発行者　株式会社　医学書院
　　　　代表取締役　金原　俊
　　　　〒113-8719　東京都文京区本郷1-28-23
　　　　電話　03-3817-5600（社内案内）
印刷・製本　三美印刷

本書の複製権・翻訳権・上映権・譲渡権・貸与権・公衆送信権（送信可能化権を含む）は株式会社医学書院が保有します。

ISBN978-4-260-03919-2

本書を無断で複製する行為（複写，スキャン，デジタルデータ化など）は，「私的使用のための複製」など著作権法上の限られた例外を除き禁じられています。大学，病院，診療所，企業などにおいて，業務上使用する目的（診療，研究活動を含む）で上記の行為を行うことは，その使用範囲が内部的であっても，私的使用には該当せず，違法です。また私的使用に該当する場合であっても，代行業者等の第三者に依頼して上記の行為を行うことは違法となります。

JCOPY　〈出版者著作権管理機構　委託出版物〉

本書の無断複製は著作権法上での例外を除き禁じられています。複製される場合は，そのつど事前に，出版者著作権管理機構（電話03-5244-5088，FAX 03-5244-5089，info@jcopy.or.jp）の許諾を得てください。

# はじめに

本書は，看護師長が日常の仕事経験から学ぶため，そして，看護師長の上司や同僚などの他者が，看護師長が経験から学ぶことを支援するための手引書です。

本書の出発点は，「看護師長にとって，集合研修は意味があるのか？　臨床現場での実践に役だっているのか？」「看護師長は，日々，頭を抱えるような出来事にぶつかって，なんとか乗りこえているのに，過ぎてしまえば何も残らない。それでいいのか？」という，数年前に私が抱いた問いでした。

当時の私は，大学や学会活動で，看護管理者向けの研修3種類に携わっていました。現任の看護管理者は学ぶことへの強い意欲と覚悟をもって研修に参加されます。そのため，教える側も毎回真剣勝負で臨み，乾いた土が水を吸収するように学習を進めていく参加者を見ることは大きな喜びでもありました。しかし，いったん，研修の場から離れて臨床現場に戻ったあと，研修で学んだことは参加者の役にたっているのだろうか，という疑問をもつようになりました。例えて言うなら，職場外の研修で学んだことを，参加者は教室に置き忘れていて，臨床現場までもち帰っていないのではないかと思うようになったのです。現任の看護管理者にとって研修での学びは，職場での自分のパフォーマンスを向上させるための資源であり，研修で学ぶこと自体は目的にはなりません。学ぶこと自体が目的となる学生とは異なるのです。ですので，私は，看護管理者にとって職場での実践力向上につながるように，研修のやり方を工夫しなければならないと考えるようになりました。

## 企業の管理者の成長は，経験7割，研修1割

看護管理者向けの研修のあり方について悩んでいた同時期に，私は，松尾 睦先生が書かれた『成長する管理職－優れたマネジャーはいかに経験から学んでいるのか』（東洋経済新報社，2013年刊）に出会います。著書のなかで，松尾先生は，企業の管理者の成長の7割は「仕事経験」がもたらし，「研修」の影響は1割という海外の研究結果を紹介され，企業の管理者がどのような経験から何を学んでいるのか，という先生の研究結果を示していました。

研修について悩んでいた私にとっては，まさに目から鱗で，看護管理者も企業の管理者と同様に経験から学んでいるに違いないと考えはじめました。そこで，私は，研修について悩むのはいったんおいて，看護師長の能力開発の手法として経験学習に関心を向けるようになりました。

## 看護師長に着任 ──教科書に載っていないことがおきる臨床現場

　このように考えるに至ったのは，私自身の看護師長としての経験が影響しています。私は，大学院に進むまでは総合病院でスタッフナースとして働き，管理者としての経験はありませんでした。経験はないものの看護管理学に強い関心があったため，大学院修士課程で看護管理学を専攻しました。そして，大学院進学後，私は多くのマネジメントに関する理論を学習し，看護師長のリーダーシップに関する質的研究を行い，学位を取得しました。

　修士課程修了後，ご縁があって，公立病院の病棟師長に着任しました。管理者経験もないままに，文字通り突然，看護師長になった私は，はじめのころは，毎日おきる大小様々な出来事に対処するので精一杯でした。

　たしかに，大学院で学んだマネジメント理論は，私が看護管理実践をするうえで助けになりました。しかし，教科書に載っていないことがおきるのが臨床現場です。

　私が忘れられない出来事として，管理していた病棟で，大きな医療事故が発生し，患者の家族への対応や当事者となった看護師のサポートに悪戦苦闘したこと，新型インフルエンザの発生に伴って，患者の受け入れ体制や看護提供体制の大幅な変更をしたことなどが挙げられます。小さなことでは，病棟のベッドコントロールがうまくできなかったり，医師との交渉に失敗したりと，挙げればきりがありません。その都度，相談役である副看護部長に相談しながら，切り抜けてきましたが，いずれも実際に経験してみないとわからない貴重な経験でした。貴重な経験であったにもかかわらず，病棟で次々とおこる事件の対処に追われ，私は，1つひとつの出来事について立ち止まって振り返り，教訓を導き出すという，いわゆる経験学習サイクルを回すことはできませんでした。

　このような私自身の苦い経験からも，生きた教材ともいえる臨床現場での出来事から看護師長が学ぶためのツールを作り出したいと考えました。

## 臨床現場での出来事から学ぶためのツール ──「経験学習ノート」

　そこで，私は，その当時，思案していた博士論文のテーマを「就任初期の看護師長を対象とする経験学習を基盤とした看護管理能力開発プログラムの開発と評価」と定め，研究に取り組みました。プログラムの中心となるのは，看護師長が，困難な出来事に直面し，乗りこえたあとや，学びを得たと感じる出来事があったあとに，「経験学習ノート」に記述することと，看護部長や副看護部長といった上司と

ノートの内容を共有しフィードバックを得ることです。

　先行研究を調べた結果，経験学習を促進する方法は，ノートに記述する以外にもグループでディスカッションする方法や他者との1対1の対話などいろいろとありました。ノートに記述する方法の特徴として，他の方法と比べてより内省を促進すること，他者と共有すれば自己への認識をいっそう深められることが挙げられていたため，私はこの方法を採用しました。看護師長が経験から学んだことを記録として残せることも，この方法を採用した大きな理由です。

　プログラムの評価として，プログラムに参加する前と後に，参加者である看護師長に質問紙に回答してもらいました。その結果，参加者の経験学習の頻度と看護管理能力に有意な向上が認められました。プログラムへの意見として，「経験の振り返りに有効だった」や「学びを言語化することで新たな気づきを得た」「上司とのやりとりで新たな気づきや安心を得た」などがありました。さらに，フィードバック役としてプログラムに参加した上司の方からは，「看護師長の学習ツールとして効果的だった」「看護師長がおかれている状況や課題，思考内容の理解に有用であった」などがあり，「経験学習ノートを使用したやりとりを今後も継続する」という意見を得ました。これらの結果から，私は，看護師長の能力開発の手法として経験学習が効果的であるという手応えを得て，プログラムを多くの方に紹介すべく，本書の執筆を決意しました。

　本書が，看護師長の皆さんの職場での経験学習をガイドし，喜びだけでなく苦難をもたらすこともある多くの貴重な仕事経験から糧を得て，看護管理者として成長されることを支援できるよう願っています。

2019年6月
倉岡有美子

# 読者対象と本書の構成

　本書は，看護師長と看護師長の経験学習を支援する人（看護部長，副看護部長，および，同僚の看護師長など）を主な対象としています。また，看護師長が，副看護師長の方の経験学習を支援する場面などでも活用していただけたらと思います。

　本書は，5つの章で構成されています。

## 第1章　おとなに適した学び方「経験学習」

　まず，第1章で，経験学習が，いわゆるおとなである社会人の学び方として効果的であること，そして，教育学，心理学，経営学での知見を紹介しながら経験学習とは何かについて説明します。

## 第2章　看護師長も「経験」から学ぶ

### ──看護師長の4つのストーリー

　第2章では，看護師長の経験学習に焦点を絞り，筆者の研究に基づき，優れた看護師長の「自分を成長させた経験」について紹介します。

## 第3章　あなたも経験から学んでみよう

### ──経験学習ノートの使い方

　第3章では，読者の皆さんが，経験から学ぶことができるように，経験学習ノートのフォーマットを紹介し，書き方の説明と他者との共有の仕方を示します。

## 第4章　看護師長として成長するための「経験学習」

### ──うまくいった経験・失敗した経験からの学び

　第4章では，若手看護師長の経験学習の事例を示します。うまくいった経験からの学び，失敗した経験からの学びについてみてみましょう。ここでは，上司からフィードバックを受けた事例，同僚の看護師長からフィードバックを受けた事例，看護師長1人で内省した事例を示し，フィードバックを受ける場面，フィードバックする場面，1人で経験学習をする場面，どの場面でも参考にできるようにしました。

## 第5章　看護師長の経験学習を促進するフィードバック

　第5章では，フィードバックに焦点をあて，どのようなフィードバックが看護師長の経験学習を促進するうえで効果的かについて述べていきます。

　章を読み進めることで，読者の皆さんが，経験学習を身近に感じ，実践できるようになることを目指しました。また，巻末には，Q&Aとして，読者の皆さんが経験学習をするうえで，浮かび上がってくると思われる疑問とそれに対する筆者の考えを示しました。

# 目次

はじめに iii

読者対象と本書の構成 vi

## 第1章
# おとなに適した学び方「経験学習」

### 1 なぜ経験学習がおとなに適しているのか 2
Knowles による成人の学習者の特徴 2
子どもとおとなの学びの違い 2

### 2 企業の管理者の成長の7割は仕事経験がもたらす 3

### 3 経験学習とは何を指すのか 4
Kolb の経験学習モデル 5
筆者の研究から導き出した経験学習の定義 6

### 4 経験学習の実践方法 6
1段階目：状況（経験した出来事・事柄を描き出す）6
2段階目：内省 7
3段階目：私が得た知識・スキル 8
4段階目：異なる状況での試行 8

### 5 経験学習を成功させるために 9

### 6 企業の管理者を成長させた経験 10
リーダーシップと経験学習 10
企業の管理者としての成長に影響を与えた出来事 11
企業の経営幹部の一皮むけた経験 13

# 第2章

# 看護師長も「経験」から学ぶ
## ——看護師長の4つのストーリー

### 1 変革を成し遂げた経験 16
[事例]手術に関して患者への情報提供のしくみを構築したA氏 17

### 2 部下を育成した経験 18
[事例]部下に真摯に向き合い，異動を納得してもらえたB氏 19

### 3 管理部署の変化の経験 20
[事例]経験したことのない手術室の看護師長に就任し，自分の限界を認めることで部下の信頼と協力を得ることのできたC氏 21

### 4 窮地に立った経験 22
[事例]医療事故の発生後，再発防止策の立案と実施へつなげたD氏 22

# 第3章

# あなたも経験から学んでみよう
## ——経験学習ノートの使い方

### 1 ノートに記述することのメリット 26

### 2 「経験学習ノート」の使い方 27
記述するタイミング 27
各段階での書き方 27
　[1]状況 27　　[2]内省 27
　[3]私が得た知識・スキル 27　　[4]異なる状況での試行 28

### 3 他者との共有の仕方 28

# 第4章

## 看護師長として
## 成長するための「経験学習」
### ——うまくいった経験・失敗した経験からの学び

### Ⅰ 看護師長の経験学習内容の分類 34

#### 1 状況 35
1 複雑な課題をもつ患者・家族への介入 36
2 部下育成 36
3 新しい部署での部下との関係構築 36
4 新たな取り組みの導入 36
5 患者受け入れのための他部署との調整 36
6 安全管理の問題への対応 37
7 看護師長自身の能力開発のための計画 37

#### 2 内省 37
1 自分自身の感情 37
2 自己の傾向 37
3 成功に結びついた自身の判断・行動 38
4 失敗に至った自身の判断・行動 39
5 問題自体の原因 39
6 成功に導くための代替案 39

#### 3 私が得た知識・スキル 39
1 患者中心の看護を行う体制づくり 40
2 部下の力を引き出す支援 41
3 部下を知り認めることによる信頼の獲得 41
4 問題の本質的理解と解決方針の提示 42
5 患者にとっての最適を目指した段取り 42
6 分析に基づいた再発防止策の実施 42
7 問題の当事者となった部下の支援 42
8 目的を明確にした自発的な取り組み 42

## 4 異なる状況での試行 43

1 類似した事例での学びを活かした実践 43

2 当該事例への継続したアプローチ 43

# II 看護師長の経験学習の事例 44

## 1 上司からのフィードバックによって，看護師長として着眼すべきポイントに気づく 44

[事例] 認知症患者の入院をめぐって病棟との連携に悩んだ
外来看護師長 A 氏の経験学習 44

## 2 うまくいった経験から，成功に結びついた自身の判断・行動に気づく 52

[事例] NICU 長期入院児の家族に小児科病棟（一般病棟）への転棟を
工夫して説明し，受け入れられた病棟看護師長 E 氏の経験学習 52

## 3 上司からのフィードバックによって，自分の思い込みに気づく 56

[事例] 部署内のベッドの配置転換を部下にうまく任せられなかった
外来化学療法室の看護師長 G 氏の経験学習 56

## 4 上司からのフィードバックによって，業務遂行に困難を抱える部下へのかかわり方の方向性を見出す 61

[事例] 働き方に問題を抱える部下へのかかわり方に関して悩んだ
病棟看護師長 J 氏の経験学習 61

## 5 同僚看護師長からのフィードバックによって，自分の傾向に気づく 66

[事例] 看護補助者業務の改善に関する内視鏡室の看護師長 M 氏の経験学習 66

# 第5章

## 看護師長の経験学習を促進するフィードバック

### 1 「状況」の記述に対するフィードバック 73
情報の整理と明確化 73
肯定的な評価 74

### 2 「内省」の記述に対するフィードバック 75
他者の視点での現象の読み解き 76
看護師長の思考を深めるための質問 76

### 3 「私が得た知識・スキル」の記述に対するフィードバック 77
学びの明確化 78
今後とるべき行動の具体的な提示 78

### 4 「異なる状況での試行」の記述に対するフィードバック 79

### 5 フィードバックに関する留意点 81


経験学習ノートの記載とフィードバック Q&A 83


あとがき 88

索引 90


デザイン hotz design inc.

xi

第 **1** 章

# おとなに適した学び方「経験学習」

\*

読者の皆さんが，経験学習を実践できるようになるための
第 1 歩として，ここでは，経験学習について整理します。

# 1 なぜ経験学習がおとなに適しているのか

## Knowles による成人の学習者の特徴

はじめに，経験学習が，とりわけ，"おとな"に適していることに注目してみましょう。子どもではなくおとなの学習に着目した理論を成人学習理論といい，Knowles は，おとなは子どもとは異なる特性をもつため，学習者として捉えたときに，当然，学習の仕方も異なることを説明しています。具体的には，成人学習者の特徴として，次の4つの重要な考え方を示しています[1]。

❶ **学習者の概念**：人間が成長するにつれて，依存的状態から自己決定性が増大していくのは自然なことである。成人は，一般的には，自己決定的でありたいという深い心理的ニーズをもっている。

❷ **学習者の経験の役割**：人間は，成長・発達するにつれて，経験の貯えを蓄積するようになるが，これは，自分自身および他者にとってのいっそう豊かな学習資源となるのである。さらに，人びとは，受動的に受け取った学習よりも，経験から得た学習によりいっそうの意味を付与する。

❸ **学習へのレディネス**：現実生活の課題や問題によりうまく対処しうる学習の必要性を実感したときに，人びとは何かを学習しようとする。また，学習プログラムは，生活への応用という点から組み立てられ，学習者の学習へのレディネスにそって，順序づけられるべきである。

❹ **学習への方向づけ**：学習者は，教育を，自分の生活上の可能性を十分開くような力を高めていくプロセスとしてみる。彼らは，今日得たあらゆる知識や技能を，明日をより効果的に生きるために応用できるよう望む。それゆえ，学習経験は，能力開発の観点から組織化されるべきである。人びとは，学習への方向づけにおいて，課題達成中心的である。

## 子どもとおとなの学びの違い

子どもとおとなの決定的な違いは，**これまでの人生で蓄積してきた経験の差**です。子どもは，ほぼ何もないところから，教室で教科書を使って学習していきます。そして，子どもの学習内容には，すぐには生活に役だたない内

---

文献
1) Knowles, M. S. (1980) 著，堀薫夫・三輪建二訳：成人教育の現代的実践―ペダゴジーからアンドラゴジーへ．p.39，図表4，鳳書房，2002 より一部抜粋．

| 子どもの学び | おとなの学び |
|---|---|
| ・ほぼ何もないところから，教室で教科書を使って学習<br>・教師に導かれて，依存的に学習していく | ・これまで培ってきた経験そのものが教材になり，自律的に学習していく<br>**看護管理者の学び**<br>・看護管理者が蓄積してきた経験を豊かな資源として学んでいく |

**図1-1 子どもの学びとおとなの学びの違い**

容も含まれ，教師に導かれて，依存的に学習していきます。一方で，おとなは，自分がこれまで培ってきた経験そのものが教材になり，社会生活で直面している課題を達成するために，自律的に学習していきます（**図1-1**）。このように，子どもとおとなは，人生経験の蓄積や社会で求められている役割が違いますので，子どもに適した学習の仕方をおとなにそのまま当てはめても効果は期待できないのです。

この成人学習の考え方は，当然，成人である看護師にも当てはまります。看護師として，また，看護管理者として豊かな経験を積んできた人たちを教室に集めて，教科書を使用して教えるというスタイルは，適切とはいえないでしょう。Knowles がいうように，**看護管理者が蓄積してきた経験に着目し，経験を豊かな資源として学んでいく方法が適している**といえます。実は，この成人学習の考え方を裏づけるような研究結果が，海外の研究グループによって示されています。

## 2 企業の管理者の成長の7割は仕事経験がもたらす

米国の Center for Creative Leadership（CCL）という研究所のメンバーが中心となり，企業で成功した経営幹部を対象に，仕事上の経験（event）と経験から得た教訓（lesson）について明らかにする研究を盛んに行いました（McCall et al., 1988）[1]。その後，Lombardo と Eichinger（2010）は，CCL の過去30年の研究を統合し，企業の管理者の成長の7割は「仕事上の直接的な経験」，2割は「他者からのアドバイスや観察」，1割は「書籍や研修からの

文献
1) McCall, M.W., Lombardo, M.M., & Morrison, A.M. (1988). *The lessons of experience*. Macmillan, Inc.

学び」によるとして，経験の重要性を主張したのです[1]（図1-2）。つまり，管理者が管理者として成長するためには，職場から離れた教室で受講する研修ではなく，職場での経験が最も大きく影響するということです。

企業の管理者と看護管理者とでは，所属する機関の種類は異なりますが，複数の部下を率いて組織の使命を果たすという役割において共通しています。したがって，筆者は，米国のCCLの研究から明らかとなった「**管理者は仕事経験によって成長する**」という考え方を看護管理者にも応用できるのではないかと考えました。

本書の主な対象者は，看護師長です。看護師長は，おとなで，かつ，管理者であることから，成人学習理論や企業の管理者を対象とした研究の知見をふまえて，経験から学ぶことが適していると考えることができます。

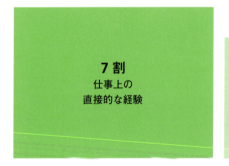

図1-2 企業の管理者の成長

## 3 経験学習とは何を指すのか

ここで一呼吸おいて，「経験学習」とは何を指すのか，整理したいと思います。経験学習については，これまで多くの研究者が研究を重ねてきました。そのなかで，最も影響力をもつモデルを提唱したのは，心理学者であるKolbです。

---

文献

1) Lombardo, M.M., & Eichinger, R.W. (2010) . *The career architect：Development planner, 5th ed.* Lominger International.

## Kolbの経験学習モデル

　Kolb（1984）[1]は，学習を「経験を変換することを通して知識を創造するプロセス」と定義し，経験学習モデルを構築しました。この定義では，「学習」の定義のなかに，「経験を変換すること」が含まれていることから，人が何かを学ぶには経験が不可欠であることがわかります。また，すでに，「学習」の定義のなかに「経験」が含まれていることから，「経験」をわざわざ取り出して，「経験学習」とすることは，少しおかしな印象を受けます。Kolbは，この点について言及していませんが，おそらく，学習の出発点である「経験」を強調したかったのではないかと思います。そして，経験学習を「知識を創造するプロセス」と定義していることから，人は，経験しさえすればおのずと学習できるというわけではなく，**経験から知識を生み出す**ということが鍵になります。Kolbは，経験学習において，経験そのものよりも，**経験したことを内省し，分析・解釈すること**を重視しました。

　以上をふまえて，Kolbが構築した経験学習モデル4段階についてみてみましょう（図1-3）。

❶ **具体的経験**：個人がおかれた状況のなかで具体的な経験をする。
❷ **内省的観察**：経験を多様な観点から内省する。
❸ **抽象的概念化**：他の状況でも応用できるように一般化・概念化して仮説や理論を作り出す。
❹ **能動的実験**：仮説や理論を意思決定や問題解決の場面で実際に試してみる。

　これらの❶から❹の段階を循環させることによって，人は経験から学習できるというわけです。

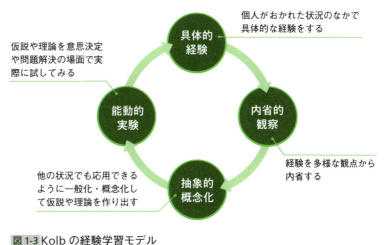

**図1-3** Kolbの経験学習モデル

文献
1）Kolb, D.A.（1984）. *Experiential Learning*：Experience as the source of learning and development. Prentice-Hall.

### 筆者の研究から導き出した経験学習の定義

筆者は，Kolb（1984）の考え方を基盤にしながら，看護師長を対象に経験学習の研究を重ね[1,2]，看護師長の経験学習を次のように定義しました。

> **経験学習**：個人が，**挑戦的な課題に取り組み**，その後に内省することで，知識やスキルを獲得し，いったん獲得した知識やスキルを異なる状況で適用し試行することで，新たな挑戦的な課題への取り組みをするという循環型のプロセス

この定義は，Kolbの定義と似ていますが，筆者が，看護師長にとっての経験学習とは何かについて探求した結果，導き出した定義です。本書では，この定義を用います。

## 経験学習の実践方法

ここでは，経験学習の実践方法について説明します。筆者の定義から，経験学習を「①状況」「②内省」「③私が得た知識・スキル」「④異なる状況での試行」の4つの段階に分けて，それぞれの段階で何をすればよいのか，みてみましょう（図1-4）。なお，本節では概略のみを示し，具体的な方法は，第3章で詳しく説明します。

### 1段階目：状況（経験した出来事・事柄を描き出す）

まず，1段階目の「状況」では，あなたが経験したなかで，振り返り，学びたいと思う事例を選びます。もちろん，様々な事例について，経験学習の4段階を踏んで学びを導き出すことは可能ですが，4段階を丁寧に踏むとなると時間がかかりますので，印象深い事例を選ぶとよいでしょう。事例の選択の基準としては，筆者の定義にあるように，「挑戦的な課題への取り組み」事例が適しています。ただ，「挑戦的」という言葉が仰々しいため，どんな事例を選べばよいのか悩む，という声をよく聞きます。「挑戦的な課題への

---

**文献**

1) 倉岡有美子（2016）．仕事上の経験を通じた看護師長の成長に関する質的研究．日本医療・病院管理学会誌，53(1)，41-49．
2) 倉岡有美子（2018）．管理者の経験学習：概念分析．聖路加看護学会誌，22(1)，5-12．

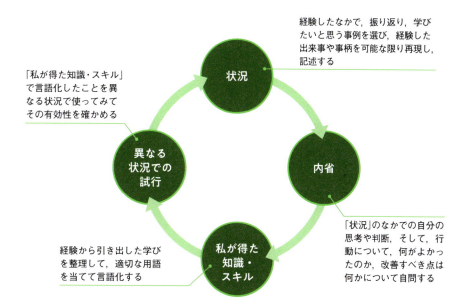

**図1-4** 看護師長の経験学習4段階（筆者の定義による）

取り組み」は，**達成感や学びを得た出来事，おこった出来事にうまく対処できなくてもやもや感が残っている事例，これでよかったのかという迷いが残っている事例**，と考えるとよいでしょう。

　事例を選んだら，**経験した出来事や事柄を可能な限り再現する必要があり**，記述する，または，誰かと対話することが重要です。状況の渦のなかにいるのではなく，いったん離れたところから，その状況と状況のなかにいる（いた）自分を眺める必要があります。ここがうまくいかないと，2段階目の内省が偏ったり，不十分になったりします。つまり，何かを経験すれば1段階目はクリアできるかというとそうではなく，経験したことをなるべく正確に描き出すことが重要です。

## 2段階目：内省

　続いて，2段階目の「内省」は，1段階目の「状況」のなかでの自分の思考や判断，そして，行動について，**何がよかったのか，改善すべき点は何かについて自問**します。1段階目で描いた「状況」を再現VTRとすると，あなたは1人の視聴者として，そのVTRを観て，客観的に自分の行動を振り返り分析します。

## 3段階目：私が得た知識・スキル

　3段階目の「私が得た知識・スキル」は，自分の経験から引き出した学びを整理して，適切な用語を当てて言語化していきます。概念化とよばれる思考プロセスであり，**経験から得た学びを言い表す適切な言葉を探し出す段階**ともいえます。

## 4段階目：異なる状況での試行

　最後に，4段階目の「異なる状況での試行」は，3段階目で言語化した「知識・スキル」を別の異なる状況で使ってみて，その有効性を確かめるということです。ここまで到達してはじめて，言語化した「知識・スキル」を確かなものにできます。

　例として，次のような事例が考えられます。看護師として伸び悩んでいた部下のAさんにある仕事を任せてみたら，Aさんが意欲的に取り組んでくれて看護師として成長した（**状況**）。この経験から，私が先回りしてやるのではなく，Aさんに仕事を任せたことがよかった，Aさんにとって少し難しい仕事を任せたことがよかったのかもしれない，と考えた（**内省**）。ここから，「部下の成長には，その部下にとって少し難しい仕事を任せることが重要である」という実践知を得た（**私が得た知識・スキル**）。今度は，Bさんにも同じように仕事を任せてみる（**異なる状況での試行**），ということです（**図1-5**）。

　ここで，Bさんも成長することができれば，「部下の成長には，その部下にとって少し難しい仕事を任せることが重要である」という実践知は，Aさんに限らず，他の部下の育成にも役だつことがわかります。そして，これらの経験を通して，「部下の成長には，その部下にとって少し難しい仕事を任せることが重要である」ことを学んだことになります。

　人材育成の教科書には，権限移譲することや部下に仕事を任せることの重要性が書いてあるかもしれません。しかし，教科書ではなく，現実の仕事のなかで試行錯誤しながら，まさに"体得する"ことが経験学習なのです。

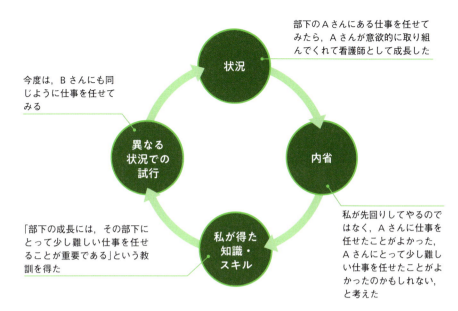

**図 1-5** 看護現場での経験学習の例

## 経験学習を成功させるために

　さて，経験学習を成功させるためには，経験学習の4段階を通して，その状況と状況のなかにいる（いた）自分を客観的に捉え直すことが求められます。しかし，人間誰しも，自分のことを振り返るのは難しく，1人で実践しようとすると行き詰まったり，逃げたくなったりすることも多くあります。そのため，まず，1人で3段階もしくは4段階まで実践したあと，同僚の看護師長や上司といった信頼できる他者と実践内容を共有し，アドバイスを得られると，別の視点で考察でき，経験学習を深められることが期待できます。

　経験学習を実践するタイミングとして，私の研究では，1か月に1回を目安に，看護師長の方に，印象に残った事例を取り上げ，ノートに記述することをすすめていました。事例は，前述したように，達成感や学びを得たと感じた事例，または，対処することが困難であった事例を選び，一段落したあとに，記述する，または語るとよいでしょう。頻度は1か月に1回にこだわる必要はなく，"書きたい"，または，"振り返りたい"と思える事例に出会ったときに記述するのもよいですし，事例検討会を開くのであれば，それに合わせて記述するなど，柔軟に考えていただいてかまいません。

# 6 企業の管理者を成長させた経験

　企業の管理者の成長の7割は仕事経験がもたらすことについて，前述しましたが，ここでは，企業の経営幹部たちは，一体，どんな経験から何を学んできたのかをみてみましょう。本書の対象の看護師長も，企業の管理者と共通する役割をもつことから，参考になる点は多くあると思います。

## リーダーシップと経験学習

　世界的にみて，最初に管理者の経験に着目したのは，McCall ら（1988）といってよいでしょう。彼は，従来のリーダーシップ教育について「リーダーシップスキルは，主に経験から学ぶものであり，教室で学習できることはほとんどない」と批判し，「リーダーシップは，経験によって開発される」と主張しました。そのうえで，企業で成功した経営幹部を対象に，自身の変化を導いた特定の出来事（event）を調査した結果，「成長を促す仕事経験（developmental event）」として，「課題（assignments）」「他者（other people）」「修羅場（hardship）」の3つに分類しました。McCall は，管理者のリーダーシップを開発するための要素として，「経験」に目をつけ，どのような経験が鍵となるかを示したのです。

　余談ですが，私は，修士論文のテーマを「スタッフナースを惹きつける看護師長のリーダーシップ行動」として取り組みました。そして，博士論文では，看護師長の看護管理能力を開発するための手法として，経験学習に注目したのです。私自身が，研究者としてどのような思考プロセスを辿ったかというと，はじめに，リーダーシップそのものに目を向け，リーダーシップとは何かについて探求しました。続いて，どうしたら，人はリーダーシップを発揮できるようになるのか，というようにリーダーシップの育成や開発に関心が向いていったのです。

　まさにリーダーシップ研究の歴史も同様に，「リーダーシップの本質」から，McCall を中心とした米国の研究者らが着目した「リーダーシップの開発」へと研究対象を変化させながら，受け継がれてきました。それだけ，「リーダーシップ」というテーマは，魅力的でありながらつかみづらく，多くの研究者を引きつけてきたといえます。このように，企業の管理者の経験

学習の研究は，ある日突然始まったわけではなく，リーダーシップを開発するという目的に向かうための1つの手法として着目されてきたのです。

## 企業の管理者としての成長に影響を与えた出来事

　では，企業の管理者たちは，具体的にどんな経験から何を学んできたのかみてみましょう。McCall ら (1988) は，経営幹部という組織のなかで認められ出世してきた人々を対象に，自分のマネジメントに影響を与えた重要な出来事について振り返って語ってもらい，質的に分析しました[1]。谷口 (2006) は，McCall らの複数の研究をまとめて，次のような表を作成しました（**表 1-1**）。経営幹部のマネジメントに影響を与えた重要な出来事は，「課題」「他の人とのつながり」「修羅場」「その他」の4つに分類できます。1つひとつみていきましょう。

### [1] 課題

　1つ目の「課題」について，「課題」という言葉は少しわかりにくいのですが，自分の希望とはあまり関係なく，所属する組織から特定の仕事を割り当てられる，ということです。例を挙げると，うまくいっていない部署の立て直しのために管理者として配属されることや，これまで1つであった管轄部署が2つに増えること，管理する部下の人数が増えることなどです。これらの出来事が，自分のマネジメントに影響を与えたと経営幹部は語っています。

### [2] 他の人とのつながり

　2つ目の「他の人とのつながり」とは，上司が挙げられます。興味深いのは，ただの上司ではなく「よきにしろ悪しきにしろ際立った資質をもった上司」ということです。よい資質をもった上司はマネジメントのお手本として，悪い資質をもった上司は反面教師として，のちに経営幹部になる人たちに影響を与えたということです。

　組織人として，悪い資質をもった上司の下で働くことほど苦しいことはないと思いますが，この出来事が管理者として成長する自分の糧になるということでしょう。

---

文献

1) McCall, M.W., Lombardo, M.M., & Morrison, A.M. (1988) . *The lessons of experience―How successful executives develop on the job.* Free Press.

**表 1-1** 経営幹部のマネジメントに影響を与えた重要な出来事

| キーイベント | タイプの分類 | 定義 |
|---|---|---|
| 課題 | ゼロからのスタート | 何もないところから何かを作り上げる |
| | 立て直し | 失敗している事業を立て直す / 安定させる |
| | プロジェクト / タスクフォース | 独立したプロジェクトや単独またはチームとしての一時的課題 |
| | 視野の変化 | 管理する人数，予算，職域の数の変化 |
| | ラインからスタッフへの異動 | ライン業務からスタッフの役割への異動 |
| 他の人とのつながり | 役割モデル | （よきにしろ悪しきにしろ）際立った資質をもった上司 |
| | 価値観 | 個人や企業の価値観を示す一連の行動のスナップショット |
| 修羅場 | 事業の失敗や間違い | 失敗したアイディアや取引 |
| | 降格 / 逃した昇格 / ひどい仕事 | 希望した仕事につけなかった，左遷された |
| | 部下の業績の問題 | 深刻な業績問題を抱える部下と直面する |
| | 逸脱 | 現在の仕事に対する不満に応じて新たなキャリアに挑戦する |
| | 個人的なトラウマ | 離婚，病気，死などの危機やトラウマ |
| その他 | コースワーク | 公式な研修 |
| | 初期の仕事経験 | 初期の非管理的な仕事 |
| | 最初の管理者経験 | はじめて部下を管理する |
| | 個人的経験 | 仕事以外の経験 |

(谷口智彦 (2006). マネジャーのキャリアと学習－コンテクスト・アプローチによる仕事経験分析. 白桃書房, p.74)

## [3] 修羅場

　3つ目の「修羅場」とは，文字どおり非常に苦しい出来事です。具体的には，事業の失敗や間違い，降格，昇進を逃すこと，部下の業績の問題（深刻な業績問題を抱える部下と直面する）などです。

## [4] その他

　4つ目の「その他」には，上記3つに当てはまらない出来事として，公式の研修やはじめて部下を管理するといった最初の管理者経験などが含まれます。

　企業の経営幹部らは，これらの出来事から，様々なことを学んでいました。とくに，「課題」のなかに含まれる「ゼロからのスタート」や「事業の立て直し」といった出来事から，「逆境に負けない」ことや「タフさ」を学んでいたそうです。そして，悲惨な状況でも，その状況を前向きに捉えられるかどうかが，仕事上の経験から成長できるかどうかの鍵を握っていました。

　このように，経営幹部のマネジメントに影響を与えた4つの重要な出来事

をみてみると，これが決して企業の管理者に限定された内容ではなく，看護管理者も日々直面し苦労している出来事であるといえます。そして，ただ苦しいだけの出来事ではなく，自分のマネジメントに影響を与えて看護管理者としての成長を導く経験になりうるということがわかります。

## 企業の経営幹部の一皮むけた経験

McCall らの研究から影響を受けた金井（2002）は，「経営幹部にまで至るような方々が，いったいどのような"一皮むけた経験"を通じて，経営幹部ならではの思考法や行動の仕方を身につけたのか」について探求しました。これはまさに，日本版の企業の管理者を成長させた経験です。ここでは，金井の研究結果を詳細に示すことは控えて，『仕事で「一皮むける」』（金井，2002）のなかから 1 つの事例を紹介したいと思います。

---

**事例** **営業成績最下位の地方支社次長に赴任，**
**成績を A ランクに引き上げる[1]**

· · · · · · · · · · · · · · · · · · · · · · · · · · · · · · · · · · · · · · · · · · · · · · · · · · ·

　金融・保険業の会社で経営幹部をしていた A さんは，入社後 16 年半を経過したころに支社次長として地方支社に赴任し，支社での経験を「一皮むけた経験」とした。A さんは，これまで保険の現場を全く知らなかったため，事務独特の専門用語もわからない状況で，「はじめての経験といってもよく，非常に厳しいものだなあと思った」と述懐している。A さんから見た支社の印象は，「もともと優秀な職員がそこにいたのだけれども，火がつかなくてくすぶっていたという感じだった」。そこで，A さんは，「保険会社の事務はいろんな面でチェッカーとしての機能もあるので，営業が契約を取ってきても，場合によっては断ったりする場合がある。そういうこととか，きちっと営業のビヘイビアをよくするために，相当口うるさく言うこともある。業績が低迷している支社の支社長は，どうしても営業の弁護に回るので，なかなか事務のほうがうまくいかないことがある。そういう状況でくすぶっていたときに，営業に対抗する事務体制にするように何とか火がつけられた。1 年後ぐらいには実際に火がついた」と評価している。

　事務体制に火がついた結果，赴任最後の年になった 3 年目には，支社のランクは E から A に大幅ランクアップした。この結果について，A さんは，「自分の思い込みかもしれないが，うまくいったのは，彼女たちの考える座標軸まで自分が下りていったことだと思う。当時 30 ぐらいの

---

文献 · · · · · · · · · · · · · · · · · · · · · · · · · · · · · · · · · · · · · · · · · · · · · · · · · · · · · · · · · · · · · · · · · · · · · · · · · · · · · · · · · · · · · · · · · · · · · · · · · · · · · · · · · · · · · · ·
1）金井壽宏（2002）. 仕事で「一皮むける」――関経連「一皮むけた経験」に学ぶ. p.118, 光文社.

営業支部があって，そこに営業職員がいて，それぞれ2人ほど事務職員がいる。必ずそういう人たちがいる現場までいって，いろんな状況や悩みを聞いたりすることを繰り返した。彼女たちが悩んでいる課題は何であるとか，支部長や支社の課長にこういうことを言いたいのだが，なかなか言えないというような話をいろいろ聞いて，共有化しようとした。自分1人では難しいことだが，何人かのちょうど同じ年ぐらいのベテラン女子職員と仲良くなっていくと，彼女たちがまた動いてくれたりもした」と言う。

逆境を切り抜けられたポイントについて，Aさんは，「自分が何も知らないことを知っていたこと」と言い，「騒いで，順境に変わるわけはない。どんなに逆境だったとしても，『逆境だ，逆境だ』と騒がないことが重要」と述べている。

このように，国内外において，企業の管理者に焦点を当て，管理者を成長させた経験とはどのような経験で，管理者はそこから何を学んだのか，という研究が進みました。これらの研究は，管理者の成長に効果をもたらす経験について探索し，経験を活用した管理者の育成方法を検討することに結びついています[1]。

それでは，看護師長の場合はどうなのでしょうか。企業の管理者と同じように経験から学んでいるのでしょうか。第2章で詳しく説明します。

文献 ·······································································································

1）McCauley, C.D., Moxley, R.S., & Velsor,E.V. (1998) 著，金井壽宏監訳，嶋村伸明訳 (2011). リーダーシップ開発ハンドブック. 白桃書房.

# 第2章

# 看護師長も「経験」から学ぶ

## ——看護師長の4つのストーリー

\*

看護師長はどのような経験から何を学んでいるのでしょうか。
私の研究から，4つのストーリーを取り上げ，
みていきたいと思います。

**私**は，首都圏にある6病院と1有床診療所の看護部長に，優れた看護管理実践をしている看護師長の推薦を依頼し，協力の得られた10名の看護師長を対象にインタビューを実施しました[1]。質問項目は，看護管理者として自己を成長させたと認識する仕事上の経験とそこから獲得した看護管理者として必要なスキルです。インタビューデータを分析した結果，看護師長が，看護管理者として自己を成長させたと認識する仕事上の経験は，「変革を成し遂げた経験」「部下を育成した経験」「管理部署の変化の経験」「窮地に立った経験」の4つに分類でき，それぞれの経験から，「人を巻き込むスキル」「部下の自律を導くスキル」「信頼を構築するスキル」「問題の本質をつかむスキル」を獲得していました（図2-1）。

　本章では，それぞれの経験と，そこから看護師長が獲得したスキルについて概略を説明し，経験ごとに1つずつ看護師長のストーリーを紹介したいと思います。なお，本文中の事例は，当事者のプライバシーを保護するために事実関係に変更を加えています。

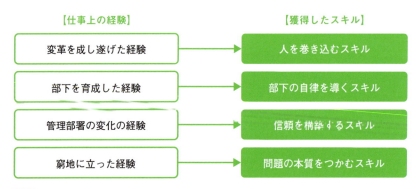

**図2-1** 看護師長が自己を成長させたと認識する仕事上の経験とスキル

# 1　変革を成し遂げた経験

　看護師長は，担当部署で提供している治療や看護が患者にとって最良とはいえず改善の必要があると判断したときや，看護部の要請などによって担当部署の看護師の人員配置を変更する必要性が生じたときに，変革に着手して実際に変化を生み出していました。看護師長が改善の必要があると判断した

---

文献
1) 倉岡有美子 (2016). 仕事上の経験を通じた看護師長の成長に関する質的研究. 日本医療・病院管理学会誌, 53(1), 41-49.

きっかけは，患者や部下から現状に対する不満の声を聞いたり，自分で部署の問題点を認識したりしたことでした。

看護師長は，患者にとって最良の治療や看護を提供するために，部下のみならず他職種とともに新たなしくみを構築しました。ほかにも，患者の安全を確保しつつ看護師の負担を軽減するために，各勤務帯の配置人数を変更しました。これらによって，部署によい変化を生み出していました。この経験の要点は「**成し遂げる**」という言葉にあります。つまり，変革に着手するだけでなく，実際に職場に変化を生み出すという点が重要です。実際に職場に変化を生み出すためには，重要関係者の協力を得るなど多くの課題を乗りこえる必要があり，このプロセスが看護師長としての成長をもたらすのです。変革を成し遂げた経験をもつ看護師長たちは，**人を巻き込むスキル**を獲得していました。

看護師長がインタビューで語った事例をみてみましょう。

### 手術に関して患者への情報提供のしくみを構築したＡ氏

　整形外科病棟の看護師長のＡ氏は，部下から，股関節置換術後の患者が手術後に行動制限がかかることについて，「こんなはずじゃなかった。聞いていなかった」と不満を言っていて困っていると報告を受けた。

　よくよく話を聞くと，患者は，かかりつけ医から，手術すると痛みがなくなり長く歩けるようになるといったメリットのみを聞いて，手術を受けることを決めており，術後の行動制限などのデメリットについては，誰からも説明されていないということがわかった。このことに違和感をもったＡ氏は，医師や医療ソーシャルワーカーや外来看護師を巻き込んで，手術と術後の生活について説明したパンフレットを作成し，術前に患者に情報提供できるしくみを構築した。

　Ａ氏は，「患者が，自分の身体のことなのに，情報を得ないで手術にふみきって後悔するのは悲しいことなので，やっぱり前向きに手術を受けてもらいたいというのが，私が整形外科病棟に異動してすぐ感じたことです。患者に対して，自分の身体なんだから，自分でいろいろ考えて，計画をたてて，リハビリテーションのこととかも考えてほしいという思いでした」

　「その問題を私なりに整理して，看護の視点でみたときに，やっぱり，入院前の情報が大事だよね，というところに至りました」と，この問題に取り組んだきっかけについて語っていた。

　また，術前に患者に情報提供するしくみづくりがうまくいったポイン

> トとしてA氏は，「情報を整理したり，資料を関係者にわかるように提示したり，あるいは交渉ですよね。あと，人を巻き込むこと」，さらに，「とくに医師の世界では，客観的なデータがそろってないとまずだめだし，メリットがなければやろうとはしないというのが，医師の世界なので」と前置きしたうえで，「今回の件は，先生にとってはこういうメリットがあると思うんです，というふうに話をもっていきました」と語っていた。

A氏は，患者に十分な情報を提供し，納得して治療法を選択してほしいという強い思いから，手術と術後の生活について説明したパンフレットの作成を思いたち，他職種を巻き込みながら，患者への情報提供と意思決定を支えるしくみを構築しました。A氏は，このエピソードが自分を看護師長として成長させたと述べ，**変革を成功させるために鍵となる人を見きわめ，相手にとっての利益を伝えながら巻き込むスキルを獲得**したと語っていました（図2-2）。

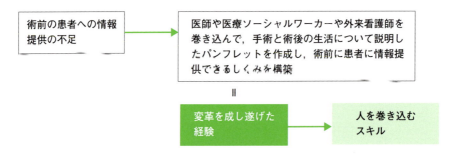

**図2-2** 変革を成し遂げた経験から人を巻き込むスキルを獲得

# 部下を育成した経験

看護師長は，部下を看護師として，もしくは，看護管理者として成長させようと意図的にかかわり，部下の成長の手応えを得たときに，自分自身も管理者として成長したと捉えていました。私の研究に協力してくださった多くの看護師長は，部下を育成することが自分の重要な役割であると認識してお

り，とくに，副看護師長を次世代の看護師長として育成することに尽力していました。また，何かしらの問題を抱え，ともに働く看護師たちによくない影響を及ぼす部下に対しては，毅然とした態度で看護師長としての見解を伝え，当事者である部下にとってよりよいキャリアの方向性を見出せるように支援していました。部下を育成した経験をもつ看護師長たちは，**部下の自律を導くスキル**を獲得していました。

　看護師長がインタビューで語った事例をみてみましょう。

> **事例　部下に真摯に向き合い，**
> **異動を納得してもらえた B 氏**
>
> 　看護師長の B 氏は，部署の在籍期間が長く，周囲のスタッフへの不満が増えてきたある部下に対して，このままの状況ではその部下にとってもよくないと考えて，異動を促すことを目的に対峙した。その結果，部下は自分自身を見つめ直し，関連病院への異動を受け入れた。
>
> 　B 氏は，「このままこの場所にいることで，彼女のいいところがだんだんみんなからは見えなくなってしまうというところが本人にとってよくない，本人の不満がものすごく増えてきているところがちょっと問題だというふうに，異動の話をもっていきました」と部下に異動の話をした経緯を語っていた。「でも，その異動は，本人にとっては，『私は師長に嫌われているので異動させられるんですね』というところから始まりました。なので，私は自分の嫌いな人を異動するという考え方はしない。少なくとも仕事のできない人は出せない。独り立ちをしていて，きちんと仕事のできる人しか出せないし，あとはうちは異動のある病院なので，それがどうしても合わないというのであれば，もううちの病院で働くこと自体が難しいという話をしました。それで，彼女の次の異動場所を探したんです」と，部下に異動を納得してもらうことは容易ではなく，師長としての自分の考えを丁寧に説明したと述懐した。
>
> 　異動に対する部下の納得を引き出すためのポイントとして，B 氏は，「私は，異動または退職，最後はそういう決心でいたんですけど，最終的に，本人も "うん" と納得して関連病院に異動し，現在，その関連病院で活躍していて，よかったなというのが今の気持ちです。やっぱり話をもっていくには，相当自分も真剣に相手に向き合うのが大事だし，時間もたくさん取らなければなりません。真剣に向き合って話すことの大切さ，自分がもっていきたい方向性を明確にして話すことで相手に伝わるということを，彼女から教えてもらったと思います」と語っていた。また，上記のような行動をとった背景として，B 氏は「自分が決定した異

19

動がそのスタッフの人生を変えるようなことにもやっぱりつながる。そういう役割をもっているという自覚をもって部下と向き合わなければならない。第1に，その人の成長をどういうふうに自分が考えるかということが大事」という自分の信条を語っていた。

B氏は，問題を抱えている部下に対して，本人にとっても，また，部署全体にとっても異動という選択がベストであると考え，部下の成長を願いながら，真摯な姿勢で異動について話しました。部下は，異動に対して否定的な反応を示しましたが，B氏と話すことで，自分自身を見つめ直し，前向きに異動の話を受け入れました。

B氏は，この経験から，部下に対して現状のまま仕事を続けていくのは難しいという話をして異動を促すためには，**話の方向性を明確にし，当日も十分に時間をかけて覚悟をもって話すこと，部下自身の成長を考えているという自分の考えを伝えることが重要**であり，これによって，部下が自ら内省し，新たな方向性を見出すことができたと語っていました（図2-3）。

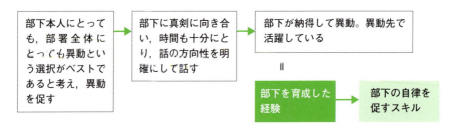

**図2-3** 部下を育成した経験から部下の自律を促すスキルを獲得

##  管理部署の変化の経験

看護師長は，看護部の要請によって，自分自身が看護師として経験したことのない部署に看護師長として着任する，また，担当する部署が増えるという経験をし，成長したと感じていました。看護師長は，これまでの自分の経験が通用しない状況で，否が応でも自分のやり方を変えざるを得ませんでした。懸命に部署の業務内容を理解し，部下と関係を築くために努力する過程で，看護師長は看護師長として成長したと認識していました。管理部署の変

化の経験をした看護師長たちは，**信頼を構築するスキル**を獲得していました。
看護師長がインタビューで語った事例をみてみましょう。

---

**事例** **経験したことのない手術室の看護師長に就任し，自分の限界を認めることで部下の信頼と協力を得ることのできたC氏**

　当時，病棟の副看護師長をしていたC氏は，看護部からの要請で看護師として経験したことのない手術室に異動し，すぐに看護師長に昇格した。手術室の業務内容について全くといっていいほどわからなかったC氏は，これまで培った看護師としてのプライドを捨て自分の限界を正直に認めることで，部下たちの協力を得ることができた。

　着任した当時を振り返り，C氏は，「私自身，実は手術室ははじめての分野でして。用語からいろいろ，仕事の内容が何もわからないなかで聞ける相手もいない。特殊な分野で」と語った。その状況でC氏は，「それまでは，私のスタイルとして，自分でいろいろ組みたてて，理解して，周りを引っぱってという形をとってきました。それが，本当に人に頼らざるをえない状況で。私は，人に頼るっていうことが，すごく苦手だったんですね」と自分のスタイルを変えざるをえない苦しさがあったと振り返った。

　そこで，C氏は，「もう白旗をあげなければ何も進めない状況のなかで，本当にみんなにお願いをしながら，一緒に取り組んでいくという作業を日々行いました」「スタッフ1人ひとりの得意不得意の分野も，そこで発見をして。"あなたにはこの分野のことを担ってもらい，私にも教えてほしい"という話をしました」と語った。この経験によってC氏は，「自分がとにかく頑張れば何とかなるっていうスタンスではなく，調整をして，周囲の人と協力をしてというところ，管理者としての自分の弱みだった部分が，逆に実際に学んで，成長することができたのかなと思っています」と語った。

---

　C氏は，意図せず，看護師として経験のない手術室に異動し，看護師長として管理することになりました。C氏は，これまでの自分のやり方が通用しない状況におかれ，苦しみながらも，**自分の限界を認めて，周囲に助けを求めて協力を引き出すという新しいスタイル**を獲得しました。これによって，部下をはじめ他職種とも**信頼関係を構築する**ことにつながりました。C氏は，自分がわからない，できない状況であったからこそ，部下の長所や得意分野にも目を向けることができたと語っていました（**図2-4**）。

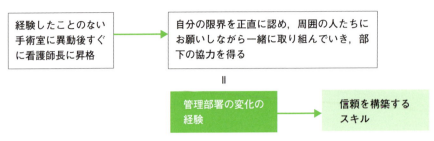

**図 2-4** 管理部署の変化の経験から信頼を構築するスキルを獲得

##  窮地に立った経験

　看護師長は，担当部署で発生した医療事故への対応や患者や家族から執拗に繰り返されるクレームへの対応，また，労働環境を整えることができずに複数の部下が疲弊して退職を希望するといった，管理者として自己の責任を問われかねない厳しい経験をしていました。看護師長は，部下のみならず他職種ととともに再発防止のための方法を模索したり，部下の要望を取り入れて労働環境の整備をしたりすることで，看護師長として成長したと認識していました。窮地に立った経験をした看護師長は，**問題の本質をつかむスキル**を獲得していました。

　看護師長がインタビューで語った事例をみてみましょう。

> **事例　医療事故の発生後，再発防止策の立案と実施へつなげた D 氏**
>
> 　当時，手術室の看護師長として着任したばかりだった D 氏は，患者影響度の高い医療事故の発生を経験した。事故後，D 氏は，事故が発生した状況を再現することで部署の弱点を洗い出した。明らかになった部署の弱点を克服するために，D 氏は，マニュアルの整備や勉強会の開催といった再発防止策に取り組んだ。
>
> 　D 氏は，「患者の大量出血の事例がうちであったんです。術中，出血がすごく多いということを外回り看護師が，そんなに外に伝えていなくて。医師もなんとか，自分たちで対処しようとしていたのです。私が，いろいろあって戻ってみたら，もう本当にものすごい出血をしていて，不可逆的に止まらないところまで出血をしていたので，その患者を他院に移動させて一命をとりとめた事例なんです。今まで，このような事例

はうちではなかったですし，麻酔科も慣れていなかったというのもあったりして。輸血の問題とか，手術の進捗をどういうふうに判断するかとか，応援をどうやって呼ぶのかとか，これはものすごく危険な状況であるとか，そういう判断が，チームのなかで情報の共有がしきれてなかったんです」と，事故の経緯を語った。D氏は，この事故は，不具合がいくつも重なって発生したと判断し，事故後に事故原因の洗い出しに取りかかった。

D氏は，「まずはそのシミュレーションをやろうと考えました。この事故に類似したシナリオを全部作って，シナリオをもとに外科医も麻酔科医も看護師も参加して，ビデオで撮って，こういうときに人いないよねとか，ここで電話がつながりにくいよねとか，そういう検証をしました」と語った。さらに，D氏は，同様の医療事故を繰り返さないために，部下が知識やスキルを獲得できるよう支援したり，マニュアルの整備を行った。具体的には，「単発の勉強会を5回くらい行いました。これは，私たちがトレーニングしなければならないという内容を決め，みんなで分担して資料を作って行いました。あとは急変時の対応として，この順番に進みますというものを作って，それで進んでいくと決めました」と語っていた。D氏は，発生した医療事故の原因を追究し，部署の弱点を分析する過程で，問題の本質をつかんでいた。

D氏は，着任早々，患者影響度の高い医療事故の発生という事態に直面しました。管理者として事故に向き合い，他職種を巻き込みながら事故が発生した経緯と大事に至ってしまった要因を検証したことで，部署の弱点を浮き彫りにすることができました。この分析が，事故の再発防止策の立案と実施へとつながっていきました（図2-5）。

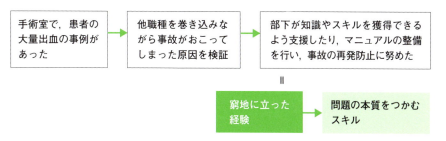

図2-5 窮地に立った経験から問題の本質をつかむスキルを獲得

ここまで，看護師長が自己を成長させたと認識する仕事上の経験とそこから獲得したスキルの概略と，看護師長のストーリーを紹介しました。4つの

ストーリーは，いずれも看護師長にとって一筋縄ではいかぬ厳しい経験でした。看護師長が逃げずに立ち向かい悪戦苦闘したことで，解決のための糸口が見え，事態がよい方向に動き出したことがわかります。

　本研究結果からいえることは，偶発的に出会ったとはいえ，これら4つに分類した経験によって，看護師長は管理者として成長したということです。看護師長が，意図的にこれらの経験を積むことは難しいとは思いますが，優れた看護師長として評価される看護師長たちに影響を与えた貴重な経験であることから，同じような出来事に遭遇した場合，挑戦してみることをおすすめします。また，看護師長の上司などが，看護師長が成長できる機会を可能な限り提供すること，看護師長が苦しい経験を乗りこえることができるよう支援することが重要であるといえます。

# 第3章

# あなたも経験から学んでみよう

## ——経験学習ノートの使い方

✳

本章では，看護師長の
経験学習の実践を助けるツールである
「経験学習ノート」を紹介します。

経 験学習を促進する方法は，ノートに記述する方法をはじめ，グループで ディスカッションする方法や他者との1対1の対話などいろいろとあります[1~3]。ノートに記述する方法の特徴として，他の方法と比べてより内省を促進すること，さらに，記述した内容を他者と共有すれば自己への認識を一層深められることが挙げられるため，この方法をおすすめします。

# 1 ノートに記述することのメリット

　ノートに記述することのメリットとしては，**経験学習の各段階を可視化できること**にあり，次の段階に進みやすくなること，他者からの支援を求めやすくなることが挙げられます。一方，デメリットとしては，記述することに時間がかかることが挙げられます。私の研究に協力してくださった看護師長の方々は，ノートに記述するのに1時間くらいかかったとおっしゃっていました。何度か繰り返して記述することで記述に要する時間は短くなってくるとは思いますが，毎日のようにノートに記述することは難しいと思います。そのため，記述するタイミングをあらかじめ決めておくとよいでしょう。

　私は，記述に時間がかかるというデメリットはあるものの，前述したメリットに加えて，経験から得た学びを言葉にして紡ぐことで自分自身にしっかりと向き合える，そして，自分が経験から学んだ記録を残してあとから見直すことができるという点から，看護師長の皆さんに，経験学習ノートに記述することに取り組んでいただきたいと思います（**表 3-1**）。

**表 3-1** ノートに記述することのメリット

❶ 経験学習の各段階を可視化でき，次の段階に進みやすくなる。
❷ 他者からの支援を求めやすい。
❸ 経験から得た学びを言葉にして紡ぐことでしっかりと自分自身に向き合える。
❹ 経験から学んだ記録を残してあとから見直すことができる。

**文献**

1) Cathcart, E.B., Greenspan, M., & Quin, M. (2010) .The making of a nurse manager : the role of experiential learning in leadership development. *Journal of Nursing Management*, 18,440-447.

2) Gray, D. E. (2007) . Facilitating management learning : Developing critical reflection through reflective tools. *Management Learning*, 38 (5) ,495-517.

3) 西向秀代 (2011)．対話的リフレクションによる看護師長の学びと変化－1年後のインタビュー内容を分析して．日本看護学会論文集：看護管理，41，250-253.

## 2　「経験学習ノート」の使い方

### 記述するタイミング

　仕事をするなかで，**達成感や学びを得た出来事があったとき，おこった出来事にうまく対処できなくてもやもや感が残っているとき，これでよかったのかという迷いが残っているとき，**などが最適です。一段落したあとに，ノートの各段階の欄に記述してください。1週間に1回や1か月に1回など，自分で記述する時期の目安を設定してもよいでしょう。

　記述するタイミングについて，看護師長の方から，「よほど大きな出来事でないと記述することに値しないのではないか？」や「どのレベルの事例を書いたらよいのか迷う」という相談を受けることがあります。あまり難しく考えずに，小さな内容でもかまいませんので，"書いてみたい"や"残しておきたい"ということを気軽に書いてみることをおすすめします。経験学習ノートのフォーマットは，30〜31ページの 表3-2 ， 表3-3 に掲載しましたのでご活用ください。

### 各段階での書き方

#### ［1］状況

　ここでは，いつ，どんなことがおこり，自分は何をしたか，自分以外の人は何をしたか，ということを第三者が読んで理解できるようにわかりやすく書きましょう。状況欄の書き方のポイントは，看護師長として，①どのような情報を収集したか（情報収集），②①より，看護師長としてどのような判断をしたか（アセスメント），③何をしたか（実施），④結果どうだったか（評価）というように，自身の思考・判断・行動・結果を意識して書くと分かりやすくなります。特に，②の看護師長としての判断が重要です。ここでの記述は，長くなってしまってもかまいません。

#### ［2］内省

　ここでは，［1］状況のなかでの自分の思考・判断・行動のよかった点，改善すべき点について分析します。状況に関係した人々（部下，患者，他職

種，上司など）からのフィードバック，過去の経験，看護管理者研修での学びなどをもとに分析してみましょう。

### [3] 私が得た知識・スキル

ここでは，一連の出来事から何を学んだのかを具体的に言葉にします。次に同じような状況に出会ったらどのように行動すればよいのか，コツを書くつもりで記述しましょう。[2]の内省の段階で記述した内容と重複するかもしれません。きっちり分かれている必要はなく，重複してもかまいません。

### [4] 異なる状況での試行

ここでは，[3]で得た知識・スキルを異なる状況で試した場合に，その状況について記述しましょう。すぐには，試す機会に恵まれないかもしれません。4段階まで実践しないとノートに記述してはいけない，ということではなく，3段階まででもよいので，実践できたら気軽にノートに記述してみましょう。異なる状況で試すまでに，多少の期間があいてもかまいません。実際に異なる状況で試行できたら，そのときに追記するというやり方でよいです。

全ての段階にいえることですが，ノートに記述する際，患者・家族や医療者が特定されないよう**個人情報の保護に十分留意**してください。イニシャルは使わずに，P氏，X氏などと表記されるとよいでしょう。ノートの内容を他者と共有する際に，情報が漏洩することを防ぐためです。

## 他者との共有の仕方

経験学習は，もちろん1人でも実践できますが，上司や同僚などの他者と共有し，フィードバックを得られると，自分1人では気づけない点に気づくことができ，学びを深めることができます。自分の経験学習を共有したい相手を決めて，経験学習ノートの内容を共有しましょう。

まず，相手にノートの内容を読んでもらい，内容について自分と相手で対話をします。その後に，相手に，経験学習ノートのフィードバック欄にコメントを書き込んでもらう方法が理想的です。ただし，相手にとっては，対話

で伝えたことと同じ内容を書き込むこととなり，二度手間と感じられること
もあるかもしれません。そのため，対話だけ，または，フィードバックの書
き込みだけ，のように，1つの方法のみ選択してもらってもかまいません。
ほかには，相手から得たフィードバックの内容を自ら書き込む（例：○○と
いう助言を得た）方法でもよいです。いずれにせよ，**他者からのフィード
バックは非常に貴重ですので，あとから見直すことができるよう，文字にし
て残すことをおすすめします。**

　そして，余裕があれば他者から得たフィードバックに基づき，ノートの記
述内容を加筆・修正するとよいでしょう。経験から得た学びが洗練されると
思います。

　他者との共有は，1対1，もしくは，看護師長同士のグループで共有する
という方法があります。グループでのやり取りは，多くの方から様々な視点
でフィードバックを得られるというメリットがあります。一方で，グループ
メンバーに苦手な人や信頼関係を構築できていない人が混じっていると話し
にくさが生じる，記録を残しにくいというデメリットもあります。このよう
なメリット・デメリットを勘案して方法を選択するとよいでしょう。


　各段階で，どのようなことを記述すればよいか，支援者の方はどのように
フィードバックすればよいかを，実際のフォーマットを使って示します（**表
3-2**，**表3-3**）。看護師長の経験学習を促進するフィードバックの詳しい内容
については，第5章で詳しく説明します。

**表3-2** 経験学習ノート

## 経験学習ノート

＊1か月に1回程度，記載してみましょう。　　記載日：　　年　　月　　日（　）〜　　年　　月　　日（　）

事例タイトル

| 1. 状況 | フィードバック |
|---|---|
| いつ，どんなことがおこり，あなたは何をしましたか？<br>あなた以外の人は何をしましたか？状況を詳細に記載しましょう | 左記の状況が伝わるか確認し，<br>アドバイスや質問をしてください |
| 2. 内省 | フィードバック |
| 上記の状況や自分の行動のよかった点，<br>改善すべき点について分析してみましょう | 気づいていない点があれば，<br>具体的にアドバイスしてください |
| 3. 私が得た知識・スキル | フィードバック |
| 何を学びましたか？<br>次に同じような状況に出会ったら，何をしますか？ | 他の場面でも応用可能な知識・スキルとして<br>抽出できているか確認し，アドバイスしてください |
| 4. 異なる状況での試行 | フィードバック |
| 3. で得た学びを異なる状況で試してみましたか？ | 左記の状況が伝わるか確認し，<br>アドバイスしてください |
| メモ欄 | |

＊患者・家族や医療者が特定されないよう個人情報の保護に十分留意してください。イニシャルは使わずに，P 氏，X 氏などと表記してください。
＊他者からフィードバックを得たあとに，加筆・修正してかまいません。必要時，欄をのばして記載してください。
「経験学習ノート」は，医学書院 web サイトの本書のホームページ [http://www.igaku-shoin.co.jp/prd/03919] からもダウンロードできます。ご活用ください。

第3章
あなたも経験から学んでみよう—経験学習ノートの使い方

**表 3-3** 経験学習ノートの記載方法とフィードバック

## 経験学習ノート

＊1か月に1回程度，記載してみましょう。　　記載日：　　年　　月　　日（　）～　　年　　月　　日（　）

事例タイトル　　事例の内容を要約したタイトルをつけてみましょう。

| 1. 状況 | フィードバック |
|---|---|
| いつ，どんなことがおこり，あなたは何をしましたか？<br>あなた以外の人は何をしましたか？状況を詳細に記載しましょう | 左記の状況が伝わるか確認し，<br>アドバイスや質問をしてください |
| あなたにとって達成感や学びを得た出来事があったとき，おこった出来事にうまく対処できなくてもやもや感が残っているとき，これでよかったのかという迷いがのこっているとき，その状況を具体的に記載してください。あなたが意識的に取り組んでいるテーマ，突発的に生じた出来事（短期間で収束するもの，長期的な対応を必要とするもの）など様々あると思います。どのような内容でもかまいません。 | 左記について，状況が十分に伝わるか確認してください。伝わりやすくなるようにアドバイスや質問をしてください。 |

| 2. 内省 | フィードバック |
|---|---|
| 上記の状況や自分の行動のよかった点，<br>改善すべき点について分析してみましょう | 気づいていない点があれば，<br>具体的にアドバイスしてください |
| 関係した人々（部下，患者，他職種，上司など）からのフィードバック，過去の経験，看護管理者研修などの学びをもとに，自分の行動のよかった点，改善すべき点を挙げてみましょう。 | 左記について，記述した人が気づいていない点があれば，具体的にアドバイスしてください。 |

| 3. 私が得た知識・スキル | フィードバック |
|---|---|
| 何を学びましたか？<br>次に同じような状況に出会ったら，何をしますか？ | 他の場面でも応用可能な知識・スキルとして<br>抽出できているか確認し，アドバイスしてください |
| あなたが何を学んだか具体的に記載してください。次に同じような状況に遭遇した場合，どのように行動すればよいのか，コツを書くつもりで記載してください。 | 左記について，他の状況でも応用可能な知識・スキルとして抽出できているかを確認し，アドバイスしてください。 |

| 4. 異なる状況での試行 | フィードバック |
|---|---|
| 3. で得た学びを異なる状況で試してみましたか？ | 左記の状況が伝わるか確認し，<br>アドバイスしてください |
| 異なる状況で試すまでに多少の期間があいてもかまいません。試すことができたときに，その状況を具体的に記載してください。 | 左記について，状況が十分に伝わるか確認してください。伝わりやすくなるようにアドバイスや質問をしてください。 |

| メモ欄 | |
|---|---|
| | |

＊患者・家族や医療者が特定されないよう個人情報の保護に十分留意してください。イニシャルは使わずに，P 氏，X 氏などと表記してください。
＊他者からフィードバックを得たあとに，加筆・修正してかまいません。必要時，欄をのばして記載してください。

# 第4章

# 看護師長として
# 成長するための
# 「経験学習」

―――うまくいった経験・失敗した経験からの学び

＊

本章では，第3章で紹介した「経験学習ノート」に，
実際に看護師長が記述した内容を紹介します。
それぞれの事例で，看護師長がどのように経験学習の
4段階を踏み，どのような学びを得たのか，
みてみましょう。

**私**の研究では，まず，看護師長の方に経験学習ノートに記述していただきました。研究全体では，73名の方に協力していただき，209事例が集まりました。看護師長の方には質問紙に回答してもらい，研究への参加後，より頻繁に経験学習をするようになった10名の方を抽出し，10名の方の経験学習ノートの記述内容（41事例）を質的に分析しました[1~3]。

まず，「Ⅰ看護師長の経験学習内容の分類」で，各段階で看護師長がどのようなことを経験し，どのような学びを得たかをカテゴリー，サブカテゴリーに分類して説明します（表4-1～表4-4）。

次に，「Ⅱ看護師長の経験学習の事例」で，看護師長の経験学習の5つの事例を紹介します。

表4-1～表4-4には，本章で紹介する5つの事例と，第2章で示した4つの事例について，それぞれの事例がどのカテゴリーに該当するのかということも示しています。本書では，一部のカテゴリーについて事例の紹介を割愛していますが，実際の看護師長の思考プロセスをみることで，読者の皆さんが経験学習をする際に役だてていただきたいと思います。なお，本文中の事例は，当事者のプライバシーを保護するため，また，経験学習のプロセスをわかりやすく示すために事実関係に変更を加えています。

# Ⅰ 看護師長の経験学習内容の分類

本節では，看護師長が学びを得られる実践とはどのようなものかを示します。また，実践後に看護師長はどのような視点で何を分析し，どのような学びを得ているのか，さらに，得た学びを次にどのように活かしているのかについて，内容をカテゴリー，サブカテゴリーに分類して説明します。

**文献**

1) 倉岡有美子（2017）．「経験学習を基盤とした看護管理能力開発プログラム」に参加した就任初期の看護師長の経験学習の内容―経験学習実行度の高かった上位10名の経験学習ノートの分析．日本看護科学会誌，37，364-373

2) Kuraoka,Y. (2018). Effect of an experiential learning-based program to foster competence among nurse managers. *Journal of Nursing Management*, 26, 1015-1023.

3) Kuraoka,Y. (2018). Qualitative study of supervisor feedback on nurse managers' reflective journals. *International Archives of Nursing and Health Care*, 4 (4), 1-7.

# *1* 状況

　看護師長が，自分が取り組んだこととして記述した内容は，【複雑な課題をもつ患者・家族への介入】【部下育成】【新しい部署での部下との関係構築】【新たな取り組みの導入】【患者受け入れのための他部署との調整】【安全管理の問題への対応】【看護師長自身の能力開発のための計画】の7つのカテゴリーに分けられます（ **表 4-1** ）。

**表 4-1** 状況（自分が取り組んだこと）の内容分類

| カテゴリー | サブカテゴリー | 本書での事例 |
|---|---|---|
| **複雑な課題をもつ患者・家族への介入** | ・医療者と意向が対立した患者・家族への介入<br>・医療者の対応に不満をもつ患者・家族への介入<br>・意思疎通が困難な患者の意思決定支援 | ・4章　認知症患者の入院をめぐって病棟との連携に悩んだ外来看護師長 A 氏（⇒44 ページ）<br>・4章　NICU 長期入院児の家族に小児科病棟への転棟を工夫して説明し，受け入れられた病棟看護師長 E 氏（⇒52 ページ） |
| **部下育成** | ・育成のための部下への権限委譲<br>・業務遂行に困難を抱える部下への支援 | ・2章　部下に真摯に向き合い，異動を納得してもらえた B 氏（⇒19 ページ）<br>・4章　部署内のベッドの配置転換を部下にうまく任せられなかった外来化学療法室の看護師長 G 氏（⇒56 ページ）<br>・4章　働き方に問題を抱える部下へのかかわり方に関して悩んだ病棟看護師長 J 氏（⇒61 ページ） |
| **新しい部署での部下との関係構築** | ・新しい部署での部下との関係構築 | ・2章　経験したことのない手術室の看護師長に就任し，自分の限界を認めることで部下の信頼と協力を得ることのできた C 氏（⇒21 ページ） |
| **新たな取り組みの導入** | ・看護業務の改善<br>・他職種と協働した業務改善<br>・看護提供体制の変更 | ・2章　手術に関して患者への情報提供のしくみを構築した A 氏（⇒17 ページ）<br>・4章　看護補助者業務の改善に取り組んだ内視鏡室の看護師長 M 氏（⇒66 ページ） |
| **患者受け入れのための他部署との調整** | ・患者受け入れのための他部署との調整 | |
| **安全管理の問題への対応** | ・発生した医療事故への対応<br>・人的物的資源管理の問題への対応 | ・2章　医療事故の発生後，再発防止策の立案と実施へつなげた D 氏（⇒22 ページ） |
| **看護師長自身の能力開発のための計画** | ・看護師長自身の能力開発のための計画 | |

35

## 1. 複雑な課題をもつ患者・家族への介入

　　部下の力では対応が難しい患者や家族に対して，理解と協力を得られるように，部署の責任者として直接働きかけたという内容です。"対応が難しい患者"とは，医療者と治療方針や療養環境等の意向が対立した患者・家族や，医療者の対応に不満をもつ患者・家族です。また，認知症，神経難病，がんの終末期などの意思疎通が困難な患者に対して，意思決定支援をした内容も含まれます。

## 2. 部下育成

　　患者の最善の治療を目指すための医師との話し合いなど，部下の力量によっては困難を伴う仕事であっても，育成のために部下へ権限委譲をした内容や，業務遂行に困難を抱える部下を管理者として支援した内容です。

## 3. 新しい部署での部下との関係構築

　　新たに管理することになった部署で，業務内容を十分に理解できていないなか，ときには，部下から反発される，不満をぶつけられるといったことに遭遇しながらも部下との関係構築を試みた内容です。

## 4. 新たな取り組みの導入

　　自ら部署の問題に気づくことや，関係者から指摘を受けたことをきっかけに，部署において新たな取り組みを始めたという内容です。具体的には，看護業務の改善，他職種と協働した業務改善，看護提供体制の変更などです。

## 5. 患者受け入れのための他部署との調整

　　NICUに長期入院中の患児や不穏状態にある術直後患者など，一般病棟での受け入れに慎重にならざるを得ない患者について，患者・家族に納得してもらう説明をして，安全に受け入れるための調整を自部署，他部署に対して行ったという内容です。

## 6. 安全管理の問題への対応

医療事故への対応や，患者の手術に必要な物品の準備不足，部下の情報の把握不足による勤務表の作成し直しといった，人的物的資源管理の問題への対応を部署の責任者という立場で行ったという内容です。

## 7. 看護師長自身の能力開発のための計画

他の新任看護師長とともに看護師長自身の能力開発のための計画を立案したという内容です。たとえば，ある新任看護師長が参加した職場内の研修では，他部署研修のための調整も含めて，計画段階から主体的に取り組むことを求められており，計画立案に苦労したという内容がありました。

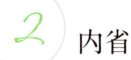

# 内省

「内省」の内容は，【自分自身の感情】【自己の傾向】【成功に結びついた自身の判断・行動】【失敗に至った自身の判断・行動】【問題自体の原因】【成功に導くための代替案】の6つのカテゴリーに分けられます（表4-2）。

## 1. 自分自身の感情

失敗に至った状況で，自分の能力，または，問題が発生するきっかけを与えた同僚の師長や部下に対する否定的な感情など，様々な感情をいだいたことに関する気づきです。

## 2. 自己の傾向

失敗に至った状況で，情報収集を十分に行わず分析が足りない傾向といった自己の思考傾向や，他者から相談されると即座に解決に向けて自分が動いてしまう傾向といった，自己の行動傾向への気づきです。

**表 4-2** 内省の内容分類

| カテゴリー | サブカテゴリー | 本書での事例 |
|---|---|---|
| 自分自身の感情 | ・自分の能力に対する否定的な感情<br>・同僚や部下に対する否定的な感情 | ・4章　部署内のベッドの配置転換を部下にうまく任せられなかった外来化学療法室の看護師長G氏（⇒56ページ） |
| 自己の傾向 | ・自己の思考傾向<br>・自己の行動傾向 | ・2章　経験したことのない手術室の看護師長に就任し，自分の限界を認めることで部下の信頼と協力を得ることのできたC氏（⇒21ページ）<br>・4章　看護補助者業務の改善に取り組んだ内視鏡室の看護師長M氏（⇒66ページ） |
| 成功に結びついた自身の判断・行動 | ・目的達成のために重要関係者をつなぐ働きかけ<br>・部下の主体性発揮のための働きかけ<br>・発生した問題の早期解決に向けた働きかけ<br>・周到な準備と時期を選んだ実施に向けた働きかけ | ・2章　手術に関して患者への情報提供のしくみを構築をしたA氏（⇒17ページ）<br>・2章　部下に真摯に向き合い，異動を納得してもらえたB氏（⇒19ページ）<br>・2章　経験したことのない手術室の看護師長に就任し，自分の限界を認めることで部下の信頼と協力を得ることのできたC氏（⇒21ページ）<br>・4章　NICU長期入院児の家族に小児科病棟への転棟を工夫して説明し，受け入れられた病棟看護師長E氏（⇒52ページ）<br>・4章　働き方に問題を抱える部下へのかかわり方に関して悩んだ病棟看護師長J氏（⇒61ページ） |
| 失敗に至った自身の判断・行動 | ・経験したことがなく知識不足<br>・着眼すべきポイントのずれ<br>・情報の収集不足や掘り下げの不足<br>・関係者との情報共有の不足<br>・部下への任せ方の中途半端さ<br>・重要関係者の巻き込みの不足<br>・気づいていた問題への対応の遅れ | ・4章　認知症患者の入院をめぐって病棟との連携に悩んだ外来看護師長H氏（⇒44ページ）<br>・4章　部署内のベッドの配置転換を部下にうまく任せられなかった外来化学療法室の看護師長G氏（⇒56ページ） |
| 問題自体の原因 | ・発生した医療事故の原因や影響<br>・自部署の弱点 | ・2章　医療事故の発生後，再発防止策の立案と実施へつなげたD氏（⇒22ページ） |
| 成功に導くための代替案 | ・成功に導くための代替案 | |

## 3. 成功に結びついた自身の判断・行動

　　成功した要因としての，自分の判断や行動についての分析です。たとえば，治療方針など患者の希望を実現するという目的達成のために重要関係者をつなぐ働きかけをしたこと，部下が主体性を発揮できるように働きかけをしたこと，事故発生初期に問題の早期解決に向けた働きかけをしたこと，困難が予想される患者の受け入れに対して周到な準備と時期を選んだ働きかけをしたことなどです。

## 4. 失敗に至った自身の判断・行動

　失敗した要因として自分の判断や行動についての分析です。たとえば，経験したことがなく知識不足であった，目先の現象にとらわれて着眼すべきポイントがずれていた，重要な情報の確認が不足していた，関係者との情報共有が不足していたなどです。また，効果的な対応方法がわからず，部下への任せ方の中途半端さがあった，気づいていた問題への対応の遅れがあったなども含まれます。

## 5. 問題自体の原因

　問題そのものの原因に関する振り返りです。自分自身の思考，判断，行動のみでなく，発生した医療事故の原因や影響，自部署の弱点など，問題発生にかかわる原因についての客観的視点での分析です。

## 6. 成功に導くための代替案

　失敗した状況で次はどうしたらよいのか，また，成功したがこの方法が適切だったかといった，成功に導くための代替案の検討をすることです。

# 私が得た知識・スキル

　「私が得た知識・スキル」の内容は，【患者中心の看護を行う体制づくり】【部下の力を引き出す支援】【部下を知り認めることによる信頼の獲得】【問題の本質的理解と解決方針の提示】【患者にとっての最適を目指した段取り】【分析に基づいた再発防止策の実施】【問題の当事者となった部下の支援】【目的を明確にした自発的な取り組み】の8つのカテゴリーに分類されます（表4-3）。

　これらは，「1.状況」で記述された看護師長の取り組みから導き出された学びです。どのような取り組みからどのような学びが得られたかを 図4-1 に示します。

**表 4-3** 私が得た知識・スキルの内容分類

| カテゴリー | サブカテゴリー | 本書での事例 |
|---|---|---|
| 患者中心の看護を行う体制づくり | ・患者家族との関係構築とニーズの把握<br>・患者の意思尊重のための多職種協働の促進<br>・患者中心の看護実践に向けた部下への支援 | ・4 章　認知症患者の入院をめぐって病棟との連携に悩んだ外来看護師長 A 氏（⇒ 44 ページ）<br>・4 章　NICU 長期入院児の家族に小児科病棟への転棟を工夫して説明し，受け入れられた病棟看護師長 E 氏（⇒ 52 ページ） |
| 部下の力を引き出す支援 | ・部下の力を信じ，働き続けられるような支援<br>・部下の主体的な行動発揮を意図したかかわり | ・2 章　部下に真摯に向き合い，異動を納得してもらえた B 氏（⇒ 19 ページ）<br>・4 章　部署内のベッドの配置転換を部下にうまく任せられなかった外来化学療法室の看護師長 G 氏（⇒ 56 ページ）<br>・4 章　働き方に問題を抱える部下へのかかわり方に関して悩んだ病棟看護師長 J 氏（⇒ 61 ページ） |
| 部下を知り認めることによる信頼の獲得 | ・部署の業務内容や部下に対する理解<br>・部下のもつ能力や考え方の尊重<br>・自分の限界を認めたうえでの協力要請 | ・2 章　経験したことのない手術室の看護師長に就任し，自分の限界を認めることで部下の信頼と協力を得ることのできた C 氏（⇒ 21 ページ） |
| 問題の本質的理解と解決方針の提示 | ・問題意識に基づいた部署の現状分析<br>・関係者に対する明確な方針の提示 | ・2 章　手術に関して患者への情報提供のしくみを構築した A 氏（⇒ 17 ページ）<br>・4 章　看護補助者業務の改善に取り組んだ内視鏡室の看護師長 M 氏（⇒ 66 ページ） |
| 患者にとっての最適を目指した段取り | ・患者にとっての最適を目指した段取り | |
| 分析に基づいた再発防止策の実施 | ・迅速な状況把握と関係者との共有<br>・発生した事象の分析と対応策の検討<br>・再発防止策の立案と継続の促し | ・2 章　医療事故の発生後，再発防止策の立案と実施へつなげた D 氏（⇒ 22 ページ） |
| 問題の当事者となった部下の支援 | ・問題の当事者となった部下の支援 | |
| 目的を明確にした自発的な取り組み | ・目的を明確にした自発的な取り組み | |

# 1. 患者中心の看護を行う体制づくり

　【複雑な課題をもつ患者・家族への介入】の取り組みから獲得した知識・スキルです。学びの内容は，自らが常に患者・家族と信頼関係を構築してニーズ把握をすること，患者の意思尊重のために患者・家族・医療者の意見をすり合わせるしくみを構築すること，そして，患者中心の看護実践に向けて部下を支援することの重要性です。

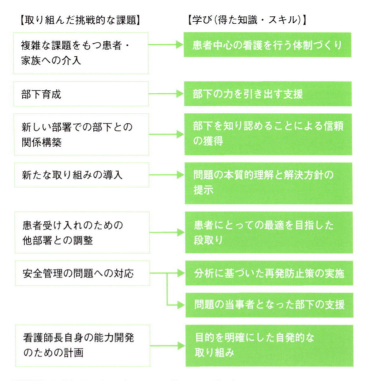

図 4-1 看護師長の取り組みから得られた学び

## 2. 部下の力を引き出す支援

　【部下育成】の取り組みから獲得した知識・スキルです。学びの内容は，困難を抱える部下を周囲が支えられる体制づくりなど，部下の力を信じ，働き続けられるような支援や，部下の主体的な行動発揮を意図したかかわりの重要性です。

## 3. 部下を知り認めることによる信頼の獲得

　【新しい部署での部下との関係構築】から獲得した知識・スキルです。学びの内容は，まず，新しく管理することになった部署の業務内容や部下について把握し理解すること，そのうえで，部下のもつ能力や考え方を尊重すること，そして，自分の限界を認めて協力を要請することの重要性です。

## 4. 問題の本質的理解と解決方針の提示

【新たな取り組みの導入】から獲得した知識・スキルです。学びの内容は,新しい取り組みを導入する場合,まず,これまでの業務のやり方に疑問をもち,問題意識に基づいて現状分析を行う必要があること,そして関係者に明確に取り組みの方針を提示することの重要性です。

## 5. 患者にとっての最適を目指した段取り

【患者受け入れのための他部署との調整】から獲得した知識・スキルです。学びの内容は,医療者側の都合を優先するのではなく,患者を送り出す側の部署と受け入れる側の部署とで患者情報を共有して,ともに判断するなど,患者にとっての最適を目指した段取りをすることの重要性です。

## 6. 分析に基づいた再発防止策の実施

【安全管理の問題への対応】から獲得した知識・スキルです。学びの内容は,問題発生時には,迅速な状況把握と関係者との共有をし,その後に情報を得て分析し,対応策をたてること,さらに,再発防止策の継続ができるよう促すことの重要性です。

## 7. 問題の当事者となった部下の支援

【安全管理の問題への対応】から獲得した知識・スキルです。学びの内容は,問題が発生したときに,問題の当事者となった部下を責めずに精神面を支えることの重要性です。

## 8. 目的を明確にした自発的な取り組み

【看護師長自身の能力開発のための計画】から獲得した知識・スキルです。学びの内容は,看護師長が,自身の研修を計画するとき,人任せにせずに目的を明確にして自発的に取り組むことの重要性です。

# 4 異なる状況での試行

「異なる状況での試行」の内容は，【類似した事例での学びを活かした実践】と【当該事例への継続したアプローチ】の2つのカテゴリーに分類されます（表4-4）。

**表4-4** 異なる状況での試行の内容分類

| カテゴリー | サブカテゴリー | 本書での事例 |
|---|---|---|
| 類似した事例での学びを活かした実践 | 類似した事例での学びを活かした実践 | ・4章　認知症患者の入院をめぐって病棟との連携に悩んだ外来看護師長A氏（⇒44ページ） |
| 当該事例への継続したアプローチ | 当該事例への継続したアプローチ | ・4章　NICU長期入院児の家族に小児科病棟への転棟を工夫して説明し，受け入れられた病棟看護師長E氏（⇒52ページ）<br>・4章　部署内のベッドの配置転換を部下にうまく任せられなかった外来化学療法室の看護師長G氏（⇒56ページ）<br>・4章　働き方に問題を抱える部下へのかかわり方に関し悩んだ病棟看護師長J氏（⇒61ページ）<br>・4章　看護補助者業務の改善に取り組んだ内視鏡室の看護師長M氏（⇒66ページ） |

## 1. 類似した事例での学びを活かした実践

　自分自身の取り組みから導き出した知識・スキルを類似した状況で適応させて実践することです。具体的には，当初記述した事例の「状況」と似たような患者や家族，または，部下の対応に活かす，重要関係者と情報共有することを他部署との連携に活かす，などです。

## 2. 当該事例への継続したアプローチ

　獲得した知識・スキルを当該事例に継続して用いて対応することです。具体的には，仕事を続けることに困難を抱える部下を継続して支援することに活かす，自部署で始めた新たな取り組みをさらに拡大させることに活かす，などです。

# II 看護師長の経験学習の事例

　本節では，実際に看護師長が記述した経験学習ノートの内容を事例ごとに示します。看護師長がどのように経験学習の4段階を踏んでいったのかをみてみましょう。

## 1　上司からのフィードバックによって，看護師長として着眼すべきポイントに気づく

> **事例　認知症患者の入院をめぐって病棟との連携に悩んだ外来看護師長 A 氏の経験学習**
>
> - 記載者：外来看護師長 A 氏
> - フィードバック者：副看護部長 B 氏
> - 患者：C 氏，80 歳，腎不全にて通院中，認知症の診断もされている。
>
> 　本事例では，外来看護師長の A 氏が主治医とともに患者 C 氏の意思決定支援にかかわり，シャントを造設することを決定した。しかし，C 氏が，シャント造設目的で入院した病棟で不穏状態となり，病棟師長から，そもそも入院させること自体が難しかったのではないか，と指摘された。

- **状況** 複雑な課題をもつ患者・家族への介入
- **内省** 失敗に至った自身の判断・行動
- **私が得た知識・スキル** 患者中心の看護を行う体制づくり
- **異なる状況での試行** 類似した事例での学びを活かした実践
- **フィードバック** 上司から

[1] 状況 ▶ 複雑な課題をもつ患者・家族への介入

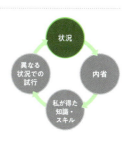

　当外来には，認知症をもつ腎不全患者Ｃさんが通院している。以前，家族も含めて透析の導入はしないことを希望されていた。その後，主治医が，患者の独居生活の様子から，自己管理不足により胸水の貯留があり，救急搬送も予測されるため，シャントを作成することが望ましいと判断し，家族に説明し，納得された。そして，Ｃさんは，シャント作成のため入院することとなった。2月末のことである。

　入院後，Ｃさんは不穏状態となり，シャントを作成できず退院することになった。このことについて，Ｃさんが入院した病棟の師長より「何でＣさんを入院させたの？　透析はやらないって言ってるんだから，無理やりシャントを作らなくてもいいのに。とてもじゃないけど看れない。何でシャントを作ることになったか知ってる？」と聞かれた。私は，主治医が，患者の病状からシャントを作成することが望ましいと判断したため，主治医とともに家族にシャント作成をすすめ，今回の入院に至ったことを説明した。病棟師長は，私の説明に納得していない様子だった。

　その後，主治医より「Ｃさん，やっぱり入院は厳しかった。認知症も進んでいたから仕方ないけど難しいね」と言われた。

### ➡ 上司からのフィードバック

　治療方針の決定が，とても難しいケースであったことが伝わりました。
　患者・家族・医師がどのような判断のもとに意思決定をしたのか，という情報があると，事例について考える助けになると思いました。また，「入院は厳しかった」という言葉は，具体的にどのような状況について言っているのかが記載されているとよいと思います。

### ⊕フィードバック後の[1]状況の加筆

　Ｃさんからの「透析をしたくない」という発言もあり，息子さんはその言葉と，認知症があるため透析中の安全確保は難しいであろうという気持ちから非導入を希望された。Ｃさんは独居であり（キーパーソンである息子さんは遠方），今後も同居する予定はないとのことであった。

　以前も，Ｃさんは，入院したが無断離院してしまったことがある。透析を非導入とした背景には安静が保てないということが一番の理由にあり，一度は非導入とした。

　しかし，主治医は，外来受診時の様子から，全身のむくみが出現し，心不

全状態となるのも時間の問題と判断した時点で,「透析をすれば苦しい状況にはならないが,非導入としているので,心不全状態で最悪な状況にもなることを覚悟しておいてほしい」ことを息子さんに説明した。息子さんは「透析はできないと思うが,苦しい状況になったときにシャントがあれば透析をすることも可能なのであれば,シャント作成だけはしてほしい」と決断された。

主治医の「入院は厳しかった」という言葉は,入院後の患者の様子（安静が保てない）から,主治医自身も想像以上の状況であったようであり,入院してみないとわからなかった現状からシャント作成をすすめたことがよかったのか,自問自答している様子であった。

### ［2］内省 ▶ 失敗に至った自身の判断・行動

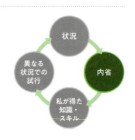

患者に透析を導入するか否かの決断をするためには,家族を含めてより丁寧な説明をすることと,家族が十分に理解して決断することが望ましい。

今回の事例では,私が,認知症患者の入院によるストレスやせん妄発症のおそれをどこまで考慮することができていたかは,自信のないところである。私は外来看護師であり,外来通院時の患者の状態から,シャント作成は可能と考えた。しかし,Cさんのような場合は,**病棟師長とも連携をとり,情報共有することで,入院してシャントを作成することとは違う選択肢もあったのでは**,と反省し,後悔した。

#### ➡ 上司からのフィードバック

病棟師長の視点,そしてAさん自身の問題の捉え方が,患者中心なのかが気になりました。この事例は管理の問題というより,むしろ「倫理」の問題ではないでしょうか。入院が難しかったという結果論だけで考えてしまわないように,問題が発生した時点で,患者の権利をどう守り,意思決定をどのように支えていくべきだったか…という視点で捉えていく必要があると思います。

### [3] 私が得た知識・スキル ▶ 患者中心の看護を行う体制づくり

外来受診時の患者の様子だけでなく，**入院によりおこりうる患者の状況もふまえ患者を捉える必要があった**。入院時の様子に不安を感じる場合は病棟師長へも連絡し，方針をともに考えていくことや，**説明をする必要がある**。今後は病棟とも連携をとり，医師・外来看護師・病棟看護師が同じ理解のうえ，患者にかかわっていきたい。

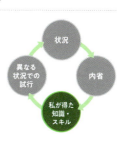

#### ➡ 上司からのフィードバック

今回のような事例では，単に外来と病棟の連携ということだけではなく，**部署で発生した倫理的な問題にどう取り組んでいくかという大きな課題が含まれている**と思います。「入院して管理できるか」という**医療者側の視点ではなく，「患者のQOL」という視点にたったうえで，それぞれの価値観に基づく意見のすり合わせを行う必要があります**。そういったしくみをどう構築していくかということも考えていく必要があるかもしれません。

#### ⊕ フィードバック後の [3] 私が得た知識・スキルの加筆

治療法の選択において，とくに，**透析の「非導入」を希望される場合，倫理的な視点から考えることの重要さを再認識した**。「透析をしない」選択をすることでおこりうる状況をどれだけ患者と同じ視点でとらえ，考えていけるか，また，**患者のQOLを考えた視点であるのか，意思決定に携わる患者・家族・医療者の意見のすり合わせが大事であること，また，そのしくみを構築していきたい**と思う。

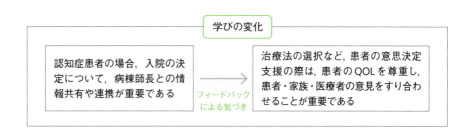

**[4] 異なる状況での試行** ▶ 類似した事例での学びを活かした実践

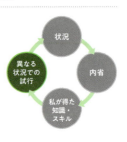

　腎不全にて当院腎臓内科病棟に入院中のDさん（女性・82歳）が，自宅に退院することとなり，病棟にて退院前カンファレンスが開かれ，私も出席した。Dさんは，認知症が進行し，ほぼベッド上の生活で，意思疎通できない状態である。今後，Dさんの腎不全の悪化が予測されるため，主治医，外来担当医，病棟看護師長，病棟看護師，外来看護師長，外来看護師，Dさんのキーパンソンである長男と長女の8名で，今後の治療方針を話し合った。

　Dさんの長男は，「母には1日でも長く生きてほしい。透析でも何でもできることは全て行ってほしい」と言っていた。主治医からは，「透析導入は，Dさんの身体の負担を増やすことになり，苦しい思いをさせることになりかねない。あまりおすすめできない」と話があった。

　私は，「**Dさん本人の意思（透析をするか否か）とQOLについて考えることが重要ではないか**」と意見を言った。現時点では，Dさん本人の意思を確認できないので，Dさんが話すことができるのなら，私たちに自身の意思を何と伝えるか，Dさんの立場になって8人で話し合った結果，もともとDさん自身が延命治療を望んでいなかったことをふまえて，透析は導入しないことに決定した。Dさん本人の意思とQOLに焦点を当て，医療者と家族のチームで話し合い，決断できたので，とてもよかったと思う。

　➡ **上司からのフィードバック**

　　Cさんのケースで学んだことを，Dさんのケースで活かすことができてよかったですね。私も事例を読み，Dさんの立場になって話し合えたことを嬉しく思いました。Dさんのケースでは，退院前カンファレンスという場を病棟師長が中心となり設定されたようですね。患者の意思を尊重した治療方針の決定をするためには，このような話し合いの場が必要になります。外来では，治療方針決定のための話し合いの場をどのように設定し，話し合いが必要な患者をどのように見きわめていけばよいか，引き続き，考えていきましょう。

この事例の
**Point**

　本事例の最大のポイントは，看護師長A氏の着眼点が，外来病棟間の連携のあり方から，患者のQOLを中心とした意思決定支援へと大きく変化したことです。A氏は，病棟師長から，認知症をもつ患者C氏に対して"シャントを作成する"という決断をしたことについて，その判断の妥当性を問われました。A氏は，シャントを作成するという判断の妥当性を振り返りつ

つ，病棟師長との事前の情報共有が不十分であったと自分の行動について後悔しました。つまり，当初，A氏にとってのこの経験からの学びは，入院生活に適応することが難しそうな患者が入院する場合は，病棟師長との連携や情報共有を十分に行う必要がある，ということでした。

しかし，上司であるB氏から，「この事例は管理の問題というより，むしろ倫理の問題ではないか」というフィードバックを受け，A氏の視点が患者のQOLや意思の尊重に移ります。A氏は，医療者側の都合ではなく，患者本人はシャントを作成することを望んでいるのか否か，シャントを作成すること，または作成しないことは患者本人のQOLにどんな影響を及ぼすのか，ということに着目しなければならないことに，はたと気づきました。そして，本事例を教訓に，A氏は，外来において患者と医療者が，**患者にとっての最善の治療を選択できるようなしくみを構築する必要性**に思い至ります。本事例では上司であるB氏のフィードバックが，看護師長A氏の目から鱗を落とし，経験からの学びを導き出すうえで大きな影響を与えました。このように，本事例は，経験学習する際に，1人ではなく，他者と事例を共有しフィードバックを受けることの醍醐味を表しているといえます。

本事例の「経験学習ノート」への記載例を **表4-5** に示します。

**表4-5 経験学習ノートの記載例**

> 本文中の色文字は筆者が強調したほうがよいと考えた箇所。

### 経験学習ノート
＊1か月に1回程度，記載してみましょう。

記載日：2019年3月14日（木）～ 2019年4月10日（水）

事例タイトル：
認知症患者の入院時の病棟と外来の連携➡ 患者の意思決定をどう支えていくか，倫理的な観点の重要さ

| 1. 状況<br>いつ，どんなことがおこり，あなたは何をしましたか？<br>あなた以外の人は何をしましたか？状況を詳細に記載しましょう | フィードバック<br>左記の状況が伝わるか確認し，<br>アドバイスや質問をしてください |
| --- | --- |
| 当外来には，認知症をもつ腎不全患者Cさんが通院している。以前，家族も含めて透析の導入はしないことを希望されていた。その後，主治医が，患者の独居生活の様子から，自己管理不足により胸水の貯留があり，救急搬送も予測されるため，シャントを作成することが望ましいと判断し，家族に説明し，納得された。そして，Cさんは，シャント作成のため入院することとなった。2月末のことである。〔情報収集〕<br>私は，主治医からCさんの家族への病状説明に同席し，Cさんが入院しシャント作成することがCさんと家族にとってよいだろうと考えた。〔アセスメント〕<br><br>入院後，Cさんは不穏状態となり，シャントを作成できず退院することになった。このことについて，Cさんが入院した病棟の師長より | 治療方針の決定が，とても難しいケースであったことが伝わりました。<br><br>患者・家族・医師がどのような判断のもとに意思決定をしたのか，という情報があると，事例について考える助けになると思いました。また，「入院は厳しかった」という言葉は，具体的にどのような状況について言っているのかが記載されているとよいと思います。（3月17日）<br><br>（次ページに続く） |

**表 4-5** （続き）

「何でCさんを入院させたの？ 透析はやらないって言ってるんだから，無理やりシャントを作らなくてもいいのに。とてもじゃないけど看れない。何でシャントを作ることになったか知ってる？」と聞かれた。私は，主治医が，患者の病状からシャントを作成することが望ましいと判断したため，主治医とともに家族にシャント作成をすすめ，今回の入院に至ったことを説明した。病棟師長は，私の説明に納得していない様子だった。〔実施，評価〕

その後，主治医より「Cさん，やっぱり入院は厳しかった。認知症も進んでいたから仕方ないけど難しいね」と言われた。（3月14日）

**［フィードバック後の加筆］**

Cさんからの「透析をしたくない」という発言もあり，息子さんはその言葉と，認知症があるため透析中の安全確保は難しいであろうという気持ちから非導入を希望された。Cさんは独居であり（キーパーソンである息子さんは遠方に在住），今後も同居する予定はないとのことであった。

以前も，Cさんは，入院したが無断離院してしまったことがある。透析を非導入とした背景には安静が保てないということが一番の理由にあり，一度は非導入とした。

しかし，主治医は，外来受診時の様子から，全身のむくみが出現し，心不全状態となるのも時間の問題と判断した時点で，「透析をすれば苦しい状況にはならないが，非導入としているので，心不全状態で最悪な状況にもなることを覚悟しておいてほしい」ことを息子さんに説明した。息子さんは「透析はできないと思うが，苦しい状況になったときにシャントがあれば透析をすることも可能なのであれば，シャント作成だけはしてほしい」と決断された。

主治医の「入院は厳しかった」という言葉は，入院後の患者の様子（安静が保てない）から主治医自身も想像以上の状況であったようであり，入院してみないとわからなかった現状からシャント作成をすすめたことがよかったのか，自問自答している様子であった。（3月20日）

| **2. 内省**<br>上記の状況や自分の行動のよかった点，<br>改善すべき点について分析してみましょう | **フィードバック**<br>気づいていない点があれば，<br>具体的にアドバイスしてください |
| --- | --- |
| 患者に透析を導入するか否かの決断をするためには，家族を含めてより丁寧な説明をすることと，家族が十分に理解して決断することが望ましい。<br><br>今回の事例では，私が，認知症患者の入院によるストレスやせん妄発症のおそれをどこまで考慮することができていたかは，自信のないところである。私は外来看護師であり，外来通院時の患者の状態から，シャント作成は可能と考えた。しかし，Cさんのような場合は，病棟師長とも連携をとり，情報共有することで，入院してシャントを作成することとは違う選択肢もあったのでは，と反省し，後悔した。（3月14日） | 病棟師長の視点，そしてAさん自身の問題の捉え方が，患者中心なのかが気になりました。この事例は管理の問題というより，むしろ「倫理」の問題ではないでしょうか。入院が難しかったという結果論だけで考えてしまわないように，問題が発生した時点で，患者の権利をどう守り，意思決定をどのように支えていくべきだったか…という視点で捉えていく必要があると思います。（3月17日） |
| **3. 私が得た知識・スキル**<br><br>何を学びましたか？<br>次に同じような状況に出会ったら，何をしますか？ | **フィードバック**<br>他の場面でも応用可能な知識・スキルとして抽出できているか確認し，アドバイスしてください |
| 外来受診時の患者の様子だけでなく，入院によりおこりうる患者の状況もふまえ患者を捉える必要があった。入院時の様子に不安を感じる場合は病棟師長へも連絡し，方針をともに考えていくことや，説 | 今回のような事例では，単に外来と病棟の連携ということだけではなく，部署で発生した倫理的な問題にどう取り組ん |

（次ページに続く）

**表 4-5** (続き)

明をする必要がある。今後は病棟とも連携をとり，医師・外来看護師・病棟看護師が同じ理解のうえ，患者にかかわっていきたい。（3月14日）

**［フィードバック後の加筆］**

治療法の選択において，とくに，透析の「非導入」を希望される場合，倫理的な視点から考えることの重要さを再認識した。「透析をしない」選択をすることでおこりうる状況をどれだけ患者と同じ視点でとらえ，考えていけるか，また，患者のＱＯＬを考えた視点であるのか，意思決定に携わる患者・家族・医療者の意見のすり合わせが大事であること，また，そのしくみを構築していきたいと思う。（3月20日）

でいくかという大きな課題が含まれていると思います。「入院して管理できるか」という医療者側の視点ではなく，「患者のＱＯＬ」という視点にたったうえで，それぞれの価値観に基づく意見のすり合わせを行う必要があります。そういったしくみをどう構築していくかということも考えていく必要があるかもしれません。（3月17日）

---

**4. 異なる状況での試行**

3. で得た学びを異なる状況で試してみましたか？

**フィードバック**

左記の状況が伝わるか確認し，アドバイスしてください

---

腎不全にて当院腎臓内科病棟に入院中のＤさん（女性・82歳）が，自宅に退院することとなり，病棟にて退院前カンファレンスが開かれ，私も出席した。Ｄさんは，認知症が進行し，ほぼベッド上の生活で，意思疎通できない状態である。今後，Ｄさんの腎不全の悪化が予測されるため，主治医，外来担当医，病棟看護師長，病棟看護師，外来看護師長，外来看護師，Ｄさんのキーパーソンである長男と長女の8名で，今後の治療方針を話し合った。

Ｄさんの長男は，「母には1日でも長く生きてほしい。透析でも何でもできることは全て行ってほしい」と言っていた。主治医からは，「透析導入は，Ｄさんの身体の負担を増やすことになり，苦しい思いをさせることになりかねない。あまりおすすめできない」と話があった。

私は，「Ｄさん本人の意思（透析をするか否か）とＱＯＬについて考えることが重要ではないか」と意見を言った。現時点では，Ｄさん本人の意思を確認できないので，Ｄさんが話すことができるのなら，私たちに自身の意思を何と伝えるか，Ｄさんの立場になって8人で話し合った結果，もともとＤさん自身が延命治療を望んでいなかったことをふまえて，透析は導入しないことに決定した。Ｄさん本人の意思とＱＯＬに焦点を当て，医療者と家族のチームで話し合い，決断できたので，とてもよかったと思う。（4月10日）

Ｃさんのケースで学んだことを，Ｄさんのケースで活かすことができてよかったですね。私も事例を読み，嬉しく思いました。Ｄさんのケースでは，退院前カンファレンスという場を病棟師長が中心となり設定されたようですね。患者の意思を尊重した治療方針の決定をするためには，このような話し合いの場が必要になります。外来では，治療方針決定のための話し合いの場をどのように設定し，話し合いが必要な患者をどのように見きわめていけばよいか，引き続き，考えていきましょう。（4月14日）

---

**メモ欄**

---

＊患者・家族や医療者が特定されないよう個人情報の保護に十分留意してください。イニシャルは使わずに，Ｐ氏，Ｘ氏などと表記してください。

＊他者からフィードバックを得たあとに，加筆・修正してかまいません。必要時，欄をのばして記載してください。

51

## 2 うまくいった経験から，成功に結びついた自身の判断・行動に気づく

> **事例** NICU長期入院児の家族に小児科病棟（一般病棟）への転棟を工夫して説明し，受け入れられた病棟看護師長E氏の経験学習
>
> - **記載者**：小児科病棟（一般病棟）の看護師長E氏
> - **フィードバック者**：なし（E氏が1人で経験学習を実践）
> - **患者**：Fちゃん，2歳，出生してからNICUに入院中
>
> 　Fちゃんは，先天性の疾患があり，出生後すぐにNICUに入室し，気管挿管をした状態のまま2年が経過した。
> 　院長の交代を機に，新しい院長から，長期入院患者の1人であるFちゃんに対して，早期に一般病棟への転棟に向けて介入するよう，E氏をはじめ，関係者に指示があった。Fちゃんの家族は，1年前の医療者とのやりとりをきっかけに医療者に対して不信感をもっており，一般病棟への転棟に了承を得ることは難航することが予想された。E氏は，上司に相談しながら周到に準備をすることで，Fちゃんの家族より，一般病棟への転棟の了承を得ることができた。

| | |
|---|---|
| **状況** 複雑な課題をもつ患者・家族への介入 | **内省** 成功に結びついた自身の判断・行動 |
| **私が得た知識・スキル** 患者中心の看護を行う体制づくり | **異なる状況での試行** 当該事例への継続したアプローチ |
| **フィードバック** 看護師長1人で | |

### [1] 状況 ▶ 複雑な課題をもつ患者・家族への介入

　4月に院長が交代し，長期入院患者について検討がなされた。当院には，NICUに2年入院しているFちゃんがおり，院長から早期に一般病棟への転棟に向けて介入をするように，師長である私と小児科の部長に指示があった。

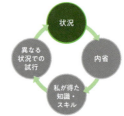

　これまで家族との話し合いは何回かもたれていたが，その内容に関して前任の師長より状況を聞き，どのように今回の話を進めていくべきなのか，アドバイスを得た。そのなかで，1年前にFちゃんの両親に話をした際に，「気管切開をしないで挿管した状態のままの患者を看るのはスタッフにとっても神経を使う」と話した医師の言葉に母親が傷つい

たと児の父親から話があり，今後，気管切開の話を一切出さないでほしいと申し入れがあったことがわかった。**私は，医療者と家族の間に，一定の距離ができていることを感じた。今回，家族に，一般病棟に転棟することを説明する場を設けるにあたって，話の内容や進め方を慎重に，かつ計画的にしなくてはならないという思いがあった。**

そこで，**話し合いの数日前に看護部長，副看護部長に相談し，小児科の部長，事務職を交えて相談の場を設けてもらった**。また，地域連携室にも現状を報告し，Fちゃんの転院先になりうる後方支援施設の情報を提供してもらった。

今回の説明では，Fちゃんの家族に，①当院は急性期病院であり，病状の安定しているFちゃんは一般病棟に転棟する対象であること，②長期入院患者には全員退院を見すえた話をしていること，③将来的に後方支援施設か在宅を選択してもらわなくてはならないこと，④NICUと一般病棟では看護ケアやスタッフの体制に違いがあること，の4点を伝えることで合意を得た。また，説明の当日，主治医，小児科部長，副看護部長，主任で打ち合わせの場を設け，再度話し合いの進め方を確認した。**私は，Fちゃんの両親が面会に来られたときに，可能な限り顔を出して，両親との関係性を築いていけるようにした。**

当日，両親への説明を実施した。説明の内容はわかってもらえ，一般病棟への転棟を理解してもらった。その先の在宅か後方支援施設かについては，少し時間をおいて選択してもらうことになった。

## ［2］内省 ▶ 成功に結びついた自身の判断・行動

最初に院長から，この件に関して進めていくように言われたときには，具体的な方策が全く浮かばなかった。この事例で感謝している点は，**最初から看護部長，副看護部長からアドバイスをいただき，1人で抱え込まずに助けてもらえたことである。**

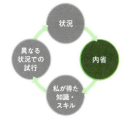

また，副看護部長が，状況をよく理解してくださったこと，さらに，家族や医師の思いもわかったうえで，いちばんよい方法をともに考えてくれたことに感謝している。話し合いの数日前になって，具体的な内容が把握できないこと，自分自身もどのように舵をとればよいかわからないと焦ったときに，看護部長と副看護部長の配慮で，話し合いの場を設けてもらった。もう少し早く，そのような場を自分から設定できればよかったという反省がある。

[3] **私が得た知識・スキル** ▶ 患者中心の看護を行う体制づくり

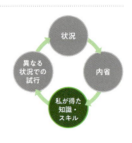

(1) 大きな問題は，**1人で抱え込まずに**，上司やそれぞれの分野の専門家の力を借りてチームで問題に取り組む。

(2) 患者や家族との話し合いは，**日頃からの関係性が強く影響する**ので，常に患者や家族に関心をもち，関係性の構築に努める。

(3) 自部署の問題の解決のためには，**自分から積極的に**調整役を引き受ける。

(4) **時間的にゆとりをもって，計画的に取り組む。**

[4] **異なる状況での試行** ▶ 当該事例への継続したアプローチ

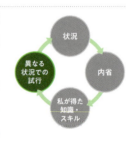

Fちゃんの当病棟への移動が無事に完了した数日後に，2人部屋を1人で使用していたFちゃんの病室に，もう1人患児を受け入れることになった。

Fちゃんの両親には，一般病棟への転棟の話をした際に，のちのち2人部屋となる可能性があることも伝えていた。しかし，Fちゃんの母親が面会に来られたときに，突然，2人部屋になったことを知ったら困惑する可能性が高いと判断し，事前に電話連絡をしてFちゃんの母親の了承を得た。これによって，Fちゃんの母親にスムーズに2人部屋になることを受け入れていただけたと思う。スタッフの話では，Fちゃんの母親が，隣に入った患児とその両親に挨拶をされていたということであった。

Fちゃんの家族に転棟の説明をする際に留意したこと（家族と関係性を築くこと，事前に家族に丁寧に説明すること）を今回も活かすことができ，2人部屋となることについて，Fちゃんの両親に受け入れてもらえて安堵した。

## この事例の Point

本事例のポイントは，看護師長E氏が，成功した事例について，何がよかったのか自分の判断や行動を振り返っていることです。経験学習する際によく挙げられるのは失敗した経験であり，経験学習ノートには，何が悪かったのかや，あのときこうすればよかった，というように反省や後悔の思いが綴られることが多いです。しかし，**成功した事例にも学ぶべきことは多くあり，改善すべきことだけでなく，成功を導いた秘訣についても書き残してお**

くと，次の実践に活かされるのでおすすめします。

　さらに，本事例にはもう1つポイントがあります。それは，E氏が，**1人で経験学習をしていること**です。今回のE氏の事例は，うまくいった事例なので，1人でも経験からの学びを引き出しやすかったというのはあると思います。もちろん，信頼している上司や同僚と事例を共有し，アドバイスを得られると，経験からの学びは深化します。しかし，他者と共有することが難しい場合，1人で経験学習をすることも可能です。その際，とくに工夫が必要なのは，1人ですることが難しいといわれている「内省」の段階です。内省のための視点を紹介しますので，1人で経験学習をする際に参考にしてみてください（**表4-6**）。

**表4-6** 内省のための視点

---

❶ **自分自身の感情**：わき上がってきた自分や他者に対する気持ち。そのときどんな気持ちがしたか。肯定的な感情，否定的な感情のどちらでもよい。

❷ **自己の傾向**：自分の考え方の癖や行動のパターンはあるか。

❸ **成功に結びついた自身の判断・行動**：うまくいったのは何がよかったからか。

❹ **失敗に至った自身の判断・行動**：失敗したのはなぜか。

❺ **問題自体の原因**：自分の判断や行動以外に問題が発生した原因は何か。

❻ **成功に導くための代替案**：ほかにとれる方法はなかったか。

---

# 3  上司からのフィードバックによって，自分の思い込みに気づく

> **事例** 部署内のベッドの配置転換を部下にうまく任せられなかった外来化学療法室の看護師長 G 氏の経験学習
>
> ・**記載者**：外来化学療法室の看護師長 G 氏
> ・**フィードバック者**：副看護部長 H 氏
> ・**G 氏が育成したい部下**：副看護師長 I 氏
>
> 　外来化学療法室の看護師長である G 氏は，感染管理ガイドラインの変更や患者の高齢化に伴って，ベッドの入れ替えや配置換えをすることを決めた。かねてから管理者として成長してほしいと期待していた副看護師長の I 氏にベッドの入れ替えと配置の変更について任せることにした。しかし，I 氏がうまくリーダーシップを発揮することができず，スタッフの混乱をまねき，患者からのクレームが相次いだ。G 氏は，この経験から，部下に仕事を任せることの難しさについて考えさせられた。

| **状況** 部下育成 | **内省** 自分自身の感情，失敗に至った自身の判断・行動 |
| --- | --- |
| **私が得た知識・スキル** 部下の力を引き出す支援 | **異なる状況での試行** 当該事例への継続したアプローチ |
| **フィードバック** 上司から | |

## [1] 状況 ▶ 部下育成

　院内の感染管理ガイドラインの変更を受けて，今回，当外来の感染管理を見直すことになった。また，患者の高齢化に伴ってベッドの増床を検討した結果，チェアー型ベッドと入れ替えで，新規にベッドを数台購入した。これにより，化学療法を受ける患者が使用するベッド（それぞれの患者は，通常，同じベッドを使用する）の大幅な配置の見直しをすることとなった。

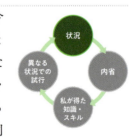

　感染管理の視点と患者の状態の視点で，感染管理係と各チームリーダー，主任，副師長（I さん），師長で話し合いを行った。I さんは化学療法室 2 年目で，かねてから部署全体を把握するには自信がない，スタッフとうまく関係を築けないという課題をもっていた。**私はこのベッドの配置換えがいい機**

会になると思い，Iさんにこの仕事を任せることにした。

　ベッドの配置換えをするだけだが，化学療法を受ける患者は，毎回同じ場所を使用していることでの愛着や他患者との関係性などもあり，配置換えがスムーズに受け入れられるか懸念があった。また，感染管理の視点と患者の状況をよく知るスタッフの意見も聞きながら，どう患者を配置するかについて取りまとめることが重要と考えた。他職種も含め，その話し合いを円滑に行い，患者へも信頼関係を築き，説明できることが必要であるため，この件を成功させることでIさんの自信にもつながることを期待していた。

　何度か話し合いを重ね，Iさんよりベッド配置の案が全体に公表され，「何か意見のある方は言ってください」と表示された。その後，感染管理係より私に「まだベッドの配置は変えないんですか？」と質問があったため，「患者さんへの説明が終わっていたらいつでもいいよ。Iさん（副師長）に確認してね」と伝えた。

　●月▲日，ベッドの配置換えが一斉に行われ，患者が混乱している様子があったため，Iさんに確認すると，患者へは「いつかベッドの配置換えをしますからね」という説明にとどまっており，チェアー型ベッドからベッドへ移る患者や配置が換わる患者への具体的な説明は行えていないまま配置換えを決行したことがわかった。

　スタッフの話だと，●月▲日の2日前に配置換えをしよう，という動きがスタッフ間で急に盛り上がり，Iさんが「患者からクレームが来たらその都度対応します」と言い，患者への説明が不十分なまま決行に至ったとのことであった。Iさんに確認すると，「"まだ患者に説明もしてないのにどうして？"と思ったが，スタッフたちの勢いもあったので止められなかった」とのことだった。結局，患者からクレームが多くあったため，私も話を聞きながら，ベッドの配置を再検討し，なんとか納得のいく配置で収まった。

> ### ➡ 上司からのフィードバック
> 　状況が大変よく伝わってきました。
> 　外来看護師でチームを作り，ベッドの配置換えのプロジェクトを動かしたことは大変よいことだと思いました。一方で，感染管理に関することであれば，認定看護師など，院内のリソースも活用してもよかったのかな，と思いました。

57

### [2] 内省 ▶ 失敗に至った自身の判断・行動

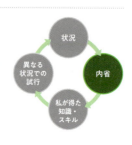

　私は，Iさんに任せたあと，Iさんが，主任やチームリーダーと話している様子は見かけたが，感染管理係のスタッフとはうまく話ができていない様子が見えたため，何度か双方に「ちゃんと話し合ってね」と声をかけていた。Iさんは最初にチームリーダーや感染管理係が案としてもってきたベッドの配置図を変更しているが，そのことを伝えていなかったようだ。

　また，感染管理係のスタッフは，早く感染防止策を取りたい思いがあったようだが，その思いをIさんに伝え，相談することはできなかったようだ。IさんはIさんで，最終的にベッドを動かす際に患者への説明ができていないことをどうしてスタッフに言えなかったのか，そして，なぜ，スタッフにストップをかけられなかったのか，いろんな思いで悔しく思った。

　結果的に患者へも悪い印象を残し，今回の配置換えをきっかけとした副師長育成は逆に副師長自身が自信をなくすことにつながったと自分自身が落ち込んだ。部下に任せた仕事の過程がどうなっているか，進捗状況を確認し，もっと具体的なサポートをする必要があったと考える。

> 🢂 **上司からのフィードバック**
>
> 　部下の育成のために仕事を任せることはとてもよい方法だと思いますが，大前提はそれが「成功」することだと思います。患者さんにかかわることならばなおさらです。
> 　ポイント，ポイントで進捗状況を見守り，評価し，必要時には迅速に介入し，方向性を修正しなければなりません。そういう意味では，自分自身でその仕事をすることの何倍も労力がいることです。部下に仕事を任せる際にはGさん自身が相当の覚悟と，周到な準備が必要になると思います。

### ⊕フィードバック後の[2]内省の加筆

　この件に関して何度か，Iさんと他のスタッフの言っていることがかみ合っていないな，ということがあり，その都度それぞれに話をする機会はあったが，関係する全員をそろえての話し合いはしておらず，それが必要だったと考える。自分と同じようにIさんも考えられるだろう，という勝手な思いが今回の結果を引きおこしたと反省する点である。頼られる副師長になってほしいという思いが強かった。焦らず，仕事の進捗状況を聞いたり悩みなどないかと声をかけ，ともに成長できるようかかわっていきたい。

[3] **私が得た知識・スキル** ▶ 部下の力を引き出す支援

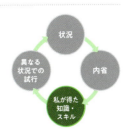

　私は，師長としての経験は短いが，常に患者にとってよい結果に結びつくようスタッフのモチベーションを上げながら仕事に取り組む努力をしている。

　今回は副師長のⅠさんに対して，皆の意見をよく聞き，話し合いのもと，うまくスタッフを巻き込んでスムーズにベッドの配置換えをしてくれるだろうと期待していた。この件を通して，Ⅰさんにはスタッフとの関係性が保てるよう努力してもらうことも必要だが，**私自身も仕事を任せたときにはその進捗状況や困っていることを具体的に聞き，相談にのることが必要だ**と考えた。

➡ **上司からのフィードバック**

　まずは一緒にやってみて，Gさんのやり方をロールモデルとして見せる，そして一緒にやりながら，徐々に任せる割合を増やす，といった段階を踏んだやり方もあるかもしれません。
　副師長が今回の経験を学びに結びつけられるように，是非一緒に内省する機会をもってください。


[4] **異なる状況での試行** ▶ 当該事例への継続したアプローチ

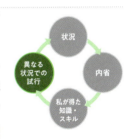

　この出来事があって数週間後に，今年度はじめての部署の防災会議があった。これまで，看護職からは私が出席していたが，今年度からは副師長のⅠさんに出席してもらおうと思い，話をした。Ⅰさんが了承してくれたので，まずは初回の会議に私とⅠさんとで出席することにして，看護職が防災会議で担う役割を事前に説明しておいた。会議終了後，Ⅰさんと話をすると，「私が会議で担う役割がわかりました」と明るい表情で言っていた。2回目の会議まで私とⅠさんで出席してⅠさんに主に発言してもらい，3回目の会議からⅠさんに引き継ごうと考えている。

　ベッドの配置転換の事例で学んだように，Ⅰさんに**段階を踏んで仕事を任せることができている**と思う。師長としてお膳だてをして，Ⅰさんが**安心して引き受けられるように任せることが大切**だと実感した。

➡ **上司からのフィードバック**

　ベッドの配置転換の事例で学んだことを活かして，段階を踏んで計画的にⅠさんに仕事を任せようとしていますね。このように任せられるとⅠさんも安心して引き

受けられると思います。会議への参加をⅠさんに引き継いだあとも，進捗状況やⅠさんの様子を忘れずに確認してください。また，G師長が，ベッドの配置転換と今回の事例でつかんだ"部下に仕事を任せるためのコツ"を文字にして整理しておくとよいでしょう。

G師長からⅠさんへの仕事の任せ方がうまくいくと，今度は，Ⅰさんが他のスタッフに仕事を任せる場面でも同じように活用できると期待しています。

**本事例の**
## Point

本事例では，看護師長G氏が，よかれと思って副看護師長のⅠ氏に少し難しい仕事を任せましたが，うまくいきませんでした。本事例のポイントは，G氏が，自分の思考や行動を振り返り，また，上司のH氏からのフィードバックを受けて，「自分と同じようにⅠさんも考えられるだろうという思いがあった」「Ⅰさんに頼られる副師長になってほしいという思いが強かった」とⅠさんへの期待が大きすぎたことに気づいたことです。

経験学習の重要な点は，自分自身を少し離れたところから客観的に振り返ることにあります。当初，看護師長G氏は，自分の想定どおりに物事が運ばず，副看護師長のⅠ氏や他のスタッフに対して悔しい思いをしていましたが，自分の言動を冷静に振り返ることで，自分の任せ方にも問題があったと気づくことができました。そして，上司のH氏の助言により，仕事の任せ方の改善点がわかり，次の事例で学びを活かすことができました。

## 4 上司からのフィードバックによって，業務遂行に困難を抱える部下へのかかわり方の方向性を見出す

> **事例** 働き方に問題を抱える部下へのかかわり方に関して悩んだ病棟看護師長 J 氏の経験学習
>
> ・記載者：病棟の看護師長 J 氏
> ・フィードバック者：看護部長 K 氏
> ・J 氏がかかわり方に悩んだ部下：L 氏
>
> 　看護師長 J 氏は，未就学児 2 人を育てながら仕事をしている部下 L 氏の働き方で，いくつか納得できない点があった。J 氏は L 氏に向き合い，看護師長としての自分の考えと L 氏に改善してほしいことを具体的に伝えた。この事例に対する上司 K 氏からのフィードバックを受けて，J 氏は看護師長として部下にどのようにかかわればよいか，方向性を見出すことができた。

| 状況 部下育成 | 内省 成功に結びついた自身の判断・行動 |
|---|---|
| 私が得た知識・スキル 部下の力を引き出す支援 | 異なる状況での試行 当該事例への継続したアプローチ |
| フィードバック 上司から | |

### [1] 状況 ▶ 部下育成

　4 月に配属されてから，1 人，気になるスタッフ L さんがいた。L さんは，2 人の未就学児の子育て中で育児短時間勤務(9 時〜15 時)を取得している。気になる点は以下のとおりである。

(1) 短時間勤務なのに時間外勤務が 1〜3 時間と長い。

(2) 受け持ち患者数を 1 人にして，終業時刻になる前から声をかけても時間内に業務を終了できない。患者や家族との話が長く，それが超過勤務につながっており，本人は「患者や家族に説明していたため時間がかかった」と言う。

(3) 本人は，他のスタッフに引き継ぎをしたいが声をかけにくいと言う。

(4) 他のスタッフとの関係性はあまりよくない。

　これらの気になる点は，他のスタッフからも聞いていた。

これらに関して，日々の報告のなかで部長のKさんに伝え，対応の相談をした。部長からの助言を受けて，Lさんには，**チームメンバーとしてどのように働き，組織にどう貢献すべきかについて繰り返し説明した**。時間外勤務の発生については，10年目のスタッフとして，後輩のモデルとなるように効率的に看護実践をしてほしい，他のスタッフへの依頼は感謝の気持ちを添えて声をかけるように，とアドバイスした。さらに，他のスタッフは自分のもっている力を出し切って頑張っているので，Lさんも経験値を活かして，病棟を引っ張っていく力になってほしいこと，今後の働き方（勤務時間の変更）についても考えていってもらいたいことを伝えた。主任を中心に，他のスタッフにも短時間勤務のスタッフへの配慮に関して協力を求めた。

> **➡ 上司からのフィードバック**
> 　Lさんに対して，いろいろと気になることを1つずつ本人に返して，一所懸命にかかわっている様子がよくわかります。

### [2] 内省 ▶ 成功に結びついた自身の判断・行動

　どう対応してよいかわからないときは，その都度，部長のKさんに相談して自己判断せずに対応できてよかった。

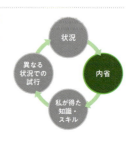

　改善点に関しては，管理者として，許容できないことをできないとはっきりと伝えることが必要だと考えて対応したが，事前に部長に相談してもよかったかもしれない。

> **➡ 上司からのフィードバック**
> 　このように，判断の難しいケースでは，自己判断せずに，相談してくれてよかったと思います。自分がもつ権利の主張が強い人には，同じように義務を果たすことをしっかり伝え続けていく必要があります。
> 　また，**要望に対してできることとできないことは根拠をもってはっきり伝えることが大切です**。

### [3] 私が得た知識・スキル ▶ 部下の力を引き出す支援

今回の学びは以下のとおりである。

(1) 自分がもつ**権利の主張が強いと感じるスタッフへの対応**

(2) 部下がもつ**権利を擁護しつつ，義務を果たして**もらうためのかかわり方

(3) **他のスタッフへの協力要請**

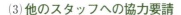

Lさんへの働きかけは，まだまだ解決には至らず，継続していかなければならないと思う。

Lさんから，また別の権利の主張の可能性もある。そのときには，できることとできないことをはっきり伝え，守られる権利に関しては擁護していくつもりである。別のスタッフが同じような状況になったら，Lさんのことが参考になり，部長に相談しなくても実行できることがいくつかあると思う。

#### ➡ 上司からのフィードバック

まず，スタッフ個々との信頼関係が大切です。信頼関係を築き，スタッフが自分をわかってもらっている，理解してもらっていると感じると，こちらの言い分にも耳を傾け聞き入れてくれやすくなります。指導する際も"**あなたのため**"と表現することが大切です。

また，他のスタッフの不満が大きくならないように他のスタッフに意識してかかわり，配慮していきましょう。

### [4] 異なる状況での試行 ▶ 当該事例への継続したアプローチ

上記の事例の2か月後の出来事である。来月の勤務表作成のためにスタッフの勤務希望を確認したところ，Lさんは8個の休み希望を出していた。当病棟では，希望は1人6個までと決めているため，Lさんに話を聞いた。すると，Lさんは，「日勤だと終業時刻が遅くなることが多く，**子どもたちの保育園のお** 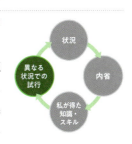 迎えが間に合わない。その場合は，同居している義母に迎えを頼んでいるが，義母の都合の悪い日が数日あるため，念のため仕事を休んでおきたい。それ以外にプライベートな休み希望もあるので」と話した。

私は，「子育て中であるという事情はわかりますが，**休み希望は1人6個までと決まっています。2日分は休日ではなく日勤としてほしいです。L**さんは，短時間勤務を取得しているので，**15時に仕事を終わらせるよう，計**

画的に進めてください。どうしても終わらないときは，1人で抱え込まずに
リーダーに相談してください。私からも，他のスタッフにLさんが短時間
勤務で働いており，協力が必要であることは話しています。Lさんの働き方
は，これから短時間勤務を取得する可能性のあるスタッフたちも見ていま
す。スタッフたちのお手本になるよう，できるだけ15時に仕事を終わらせ
てください。15時に終われば，保育園のお迎えは間に合うと思いますがど
うでしょうか」と伝えた。Lさんは不服そうではあったが，休み希望を減ら
し，6個におさめた。

　Lさんは，病棟のルールを逸脱しても自分の希望を通そうとしており，対
応に苦慮した。私自身がLさんに対して，肯定的な気持ちをもてず，部長
からもらったアドバイスを活かせなかった気がする。

#### ➡ 上司からのフィードバック

　Lさんへの対応，お疲れ様でした。Lさん自身が，15時までに仕事を終わらせる
よう工夫するという意欲が低いようですね。J師長としては，前回，Lさんに働き
方の話をしたにもかかわらず，本人にあまり響いていないようで，「またか」とい
う気持ちになったと思います。そのなかでも，きちんとLさんに向き合い，休み希
望のうち2日分は日勤にするということで本人にわかってもらったという点がよ
かったと思います。
　管理者として徒労感があるかもしれませんが，Lさんには，**仕事と家庭の両立を
頑張っていることを認めつつ，繰り返し，できないことはできないと伝えていきま
しょう。**

本事例の
## Point

　本事例では，看護師長J氏が，育児短時間勤務の終業時刻までに仕事を終
わらせることができず，他のスタッフへの影響が出ているL氏に，働き方
についての改善を求めて話をしました。J氏は，L氏への対応を上司である
K看護部長に相談してから，L氏に看護師長としての自分の考えを伝えまし
た。J氏は，管理者として伝えるべきことは伝えましたが，これでよかった
のか？という迷いが残りました。

　本事例のポイントは，上司のK看護部長が，看護師長J氏に対して，ど
のように部下に対応するとよいか具体的なアドバイスをし，J氏が方向性を
見出すことができたことです。**本事例のような難しいケースの場合，看護師
長が1人で対応策を考えたとしても，アイディアには限界があります。上
司も一緒になって，どう対応するとよいか考えることで，看護師長の引き出**

しが増えます。

　さらに，重要な点は，上司のK看護部長が，J氏の行動に対して「一所懸命にかかわっている様子がわかります」や「よかったと思います」のように肯定しているところです。管理者として孤軍奮闘することが多い看護師長は，他のスタッフに弱音をはいたり愚痴をこぼしたりはしづらいと思います。**本事例のように問題が長期化する場合はとくに，上司は，看護師長を受け止め，肯定することが重要です。**

# 5 同僚看護師長からのフィードバックによって，自分の傾向に気づく

> **事例** 看護補助者業務の改善に関する
> 内視鏡室の看護師長 M 氏の経験学習
>
> ・記載者：内視鏡室の看護師長 M 氏
> ・フィードバック者：同僚看護師長 N 氏
>
> 　内視鏡室の看護師長 M 氏は，自部署の看護補助者が短期間欠員になったことから，主任とともに看護補助者業務を見直した。そこで，検査着の補充業務が非効率的に行われている事実を知った。他部署からのリリーフ（応援）要請があり，時間を捻出する必要性に迫られた M 氏は，本腰を上げて，主任や他の部下とともに検査着の補充業務の改善に取りかかり，補充業務の時間を短縮させることができた。

| | |
|---|---|
| **状況** 新たな取り組みの導入 | **内省** 自己の傾向 |
| **私が得た知識・スキル** 問題の本質的理解と解決方針の提示 | **異なる状況での試行** 当該事例への継続したアプローチ |
| **フィードバック** 同僚看護師長から | |

## [1] 状況 ▶ 新たな取り組みの導入

　3月末で10年間内視鏡室に務めた看護補助者が定年退職をした。新しい看護補助者は4月の中旬配置のため，それまで内科外来から看護補助者を一時的に当部署に配置することとなった。看護主任は，看護補助者の業務を今一度しっかり把握するために，看護補助者とともに勤務をすることにした。

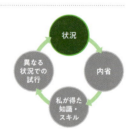

　看護補助者の業務に，4つの更衣室と1つのリネン庫への検査着の補充と翌日の検査着の請求という作業がある。12時に残りの検査着の枚数を確認し，翌日の必要数を請求する方法になっていた。主任もこの作業を実施した。すると，4つの更衣室がひっきりなしに使用されるため，残りの検査着の枚数を確認するのがとても大変だった。「請求作業中にスタッフが昼休憩に行き，そのスタッフが休憩を終え戻ってきたのに，まだ検査着を数えていた。1時間以上同じ作業をしていた」と報告があった。**効率が悪いので，な**

んとかしなければと 2 人で考えた。そのときは，具体案が出なかった。

　後日，別の外来の看護補助者が病欠のため不足するので，リリーフ（応援）要請があった。「1 時間でもいいので」ということだった。この情報を主任に伝えると，「検査着請求をなんとかすれば，1 時間の時間が浮きます。外来に行ける時間が作れますね」と言った。この言葉で，**私と主任は，検査着請求をなんとかしなければと本気になった。**

　検査着は，収納スペースが確保できれば，リネン配送スタッフが収納してくれるようになっている。今は，それをわざわざ 4 つの更衣室の検査着収納棚に再分配している無駄な時間がある。収納場所が 1 か所ならば，そこを見れば検査着の残量が把握できる。時間が節約できる。**結論として，4 つの更衣室内にある検査着収納棚を撤去し，更衣室の外に大きなリネン庫を設置する案を考えた。**早速その案をリーダー会で伝えた。スタッフの反応は，案はとてもよいと思うが，大きなリネン庫を設置することで，患者用の椅子が減ること，診療科長の許可をもらえるかどうかということであった。診療科長は，外観の美しさや清潔，整頓に強い配慮がある。主任は**椅子が減るデメリットよりも，時間が短縮するメリットを説明し**，スタッフの理解を得られた。

　診療科長に，看護補助者業務の効率化のため大きなリネン庫を設置したいことを伝えた。実際に，診療科長とともに，リネン庫を設置したい場所をラウンドし，設置予定のリネン庫を確認した。**「効率が上がることはすばらしい」と，設置に了解を得た。**以降，検査着請求に要する時間は，およそ 30 分となった。

### ➡ 同僚看護師長からのフィードバック

　取り組んだ経緯がよくわかりました。外来からのリリーフ要請を機会に，業務改善に取り組んでいて，すばらしいと思います。
　診療科長へ相談する前に，まず関係者の意見を聞くことがタイムリーにできているのがよいと思いました。常に，チームを意識した行動がとれている点を見習いたいと思いました。

[2] 内省 ▶ 自己の傾向

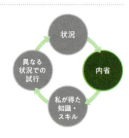

【よかった点】
　看護補助者業務を再構築するために主任が実際に業務を行い，問題点を発見したことである。目的をもって業務を見直すことで，無駄な作業が明確になった。

【改善すべき点】
　検査着の請求をするにあたり，無駄な時間があるとわかっていたが，取り組むことが遅かったこと。必要に迫られる前に対策をとれるとよいと思った。また，**私は，業務改善のメリットだけに目が向きがちで，デメリットの検討に及ばない傾向があり，部下からの指摘で気づくことができた。**

➡ 同僚看護師長からのフィードバック
　M師長は，「メリットだけに目が向きがちで，デメリットの検討に及ばない」という自分の傾向に気づいていて，すごいなと思いました。ちなみに，この自分の傾向についての対策を，どのように考えていますか？

⊕ フィードバック後の [2] 内省の加筆
【対策】
　この経験学習ノートを記載することで自分の思考パターンや癖がわかりはじめた。今後，何かを考える際には，メリット，デメリット，最悪の事態がおきたときの対策，チームの意見など確認しなければいけない項目を決め，考えるトレーニングをしていきたいと思う。

[3] 私が得た知識・スキル ▶ 問題の本質的理解と解決方針の提示

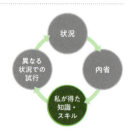

　長い間，同じ人が同じポジションで仕事をすると，本当にこの方法でよいのかなど，仕事に対する疑問をもつ機会がない。**定期的に第三者に客観的視点で判断してもらったり，他の部署の同じ職種同士で検討したりすることが必要である。**看護補助者業務は，そもそも看護師の仕事を看護補助者に委譲しているものであるから，自分たちが責任をもって見直しをしていく必要がある。
　教えることは，伝承をすることではない。
　診療科長への対応は，1年ともに働いて，診療科長が大事にしている価値

観を知り，関係性ができていたからうまくいったと考える。

> **同僚看護師長からのフィードバック**
> 重要なことに，気づけていると思いました。「看護補助者業務は，そもそも看護師の仕事を看護補助者に委譲しているものであるから，自分たちが責任をもって見直しをしていく必要がある」このことは，とくに重要だと思いました。

### ［4］異なる状況での試行 ▶ 当該事例への継続したアプローチ

当部署に長く勤務している看護師に，必要時，他セクション（外来）へリリーフに行ってもらっている。そのスタッフが，**他セクションで働くことで，当部署の仕事の改善点を見つけてほしいと考えている**。部署の仕事をよりよく改善するために，スタッフとともに考えていこうと思っている。

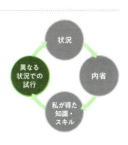

> **同僚看護師長からのフィードバック**
> リリーフに行くスタッフに，「当部署の仕事の改善点を見つけてほしい」というMさんの思いが伝わっているのかなと少し疑問に思いました。スタッフには，Mさんが見てきてほしいと考えている視点が十分伝わっていることが重要だと思います。

### ⊕フィードバック後の［4］異なる状況での試行の加筆

リリーフに行くスタッフには，事前に面接をした。スタッフには，リリーフに行く目的（相手部署の状況を理解する，内視鏡室に患者を送り出す側〔相手部署〕から見た内視鏡室〔当部署〕の受け入れ態勢は適切かなどを確認する）と期待することを伝えている。面接すると，「お手伝いに行くのかと思っていました」という言葉がスタッフから聞かれた。病棟会や部署の目標の話をするたびに，**リリーフの目的は伝えているつもりであったが，伝わらないことを実感している。私の意図を伝え，相手が理解したか確認することが大切であると感じている。**

---

**本事例のPoint**

本事例では，看護師長のM氏が，看護補助者の退職を機に患者が使用する検査着の補充業務を見直す取り組みをしました。結果的に業務改善は成功し，検査着の補充のための時間を短縮させることができました。

この事例のポイントは，経験学習を繰り返すことで，自分の思考の癖に気づきはじめたM看護師長が，同僚看護師長からのフィードバックによって，自分の癖を克服するための対策まで思い至ることができたことです。

本事例と同様に私の研究結果から，看護師長それぞれには思考の仕方や行動の癖があり，一定のパターンをとることで同じような失敗を繰り返すということもわかりました。経験学習では，このような自分の癖に気づくことが重要です。たとえば，「やりたいと思いたったら，吟味が不十分なまま見切り発車をしてしまう」や「部下に任せきれずに，つい自分が手を出してしまう」などがあると思います。経験学習を繰り返すことで，自分の癖に気づくことが成長するための第1歩になります。そして，似たような状況に遭遇したときに再チャレンジをして，自分の癖を克服していくことが重要です。

さらに，本事例では，同僚の看護師長N氏がM氏にフィードバックをしていたことから，上司だけではなく，同僚からのフィードバックも効果的といえます。

それでは，具体的にどのようなフィードバックをすれば，看護師長の経験学習を促進することができるのかを第5章で解説します。

第**5**章

# 看護師長の
# 経験学習を促進する
# フィードバック

✳

看護師長の経験学習を促進する
フィードバックとはどのようなものでしょうか。
本章では効果的なフィードバックについて述べたいと思います。

私の研究では，看護師長の記述した経験学習の4段階を分析したあとに，それぞれの段階ごとに，上司がどのようなフィードバックをしたのかを分析し，ここからどのようなフィードバックが効果的かのヒントを得ました。上司としてフィードバックする場合はもちろん，同僚の看護師長としてフィードバックする場合のヒントになりうるといえます。その具体的な内容をみてみましょう。(図5-1)。

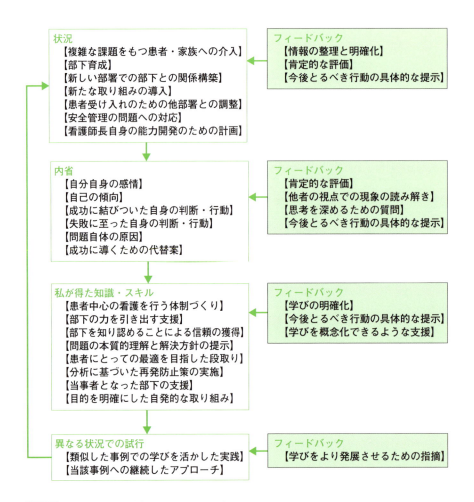

**図 5-1** 看護師長の経験学習とフィードバック

# *1* 「状況」の記述に対するフィードバック

　看護師長を取り巻く状況というのは，登場人物が多く，経過も長くなるため，どうしても複雑になります。そのため，順を追って，なるべく正確に状況を描写することが必要です。次の段階の「内省」に進むためにも，この段階での描写が重要になります。

## 情報の整理と明確化

　ここでの効果的なフィードバックは，**状況整理の仕方を提案することや重要な情報を明確化するための質問をすること**です。とくに，看護師長が記述した状況が混沌としているときには，いったん，情報を整理することを促すようなフィードバックが求められます。

　例を示します。ある看護師長が，神経難病で意識障害がある患者に対して，本人の意思を確認しながら，家族と医療チームでDNARという方針の決定をし，決定したことを守れた事例を記述しました。当初，看護師長は患者の意思を尊重し，医師による昇圧剤の使用を止めることができた1場面のみを切り取って，「状況」の欄に記述していました。

　これに対して上司は，「倫理的な観点での記述も必要かと思います。状況がわかりにくいのでジョンソンの4分割の視点で整理すると状況をつかむことができるでしょう」と助言しました。また，「患者には意識障害がありますが，DNARについてどのように確認しましたか？　家族や周囲の方はどのように考えていましたか？この患者のQOLについて，あなたや医療チームはどう考えましたか？」と質問しました。

　これを受けて，看護師長は，「状況」の欄に，患者の経過やDNARを決定した過程，キーパーソンである息子の意向，さらに，患者が急変した場面で，意識障害がありながらも，これまでのように患者本人とまばたきやうなずきで意思疎通がはかれ，再度，患者がDNARを希望することを確認できたことを追記しました（ 図5-2 ）。

　このように，看護師長が判断を下すまでに必要と考えられる情報を具体的に挙げて，情報を収集してから判断を下すまでの看護師長の思考過程の整理を促すとよいでしょう。時間のない臨床現場で，とくに上司の方は，すぐに

73

> 神経難病で意識障害がある患者に対して，本人の意思を確認しながら，家族と医療チームで DNAR という方針の決定をし，決定したことを守れた事例

【状況の欄の当初の記述（要約）】

> 患者の意思を尊重し，医師による昇圧剤の使用を止めることができた。

状況整理の仕方の提案，重要情報を明確化するための質問

【フィードバック】

> ・倫理的な観点での指摘
> ・DNAR 決定のプロセスへの質問
> ・家族の考えに関する質問
> ・患者の QOL についてどのように考えるか

【状況の欄の加筆】

> 　この 1 年で当院に 3 回入院したことがある患者である。3 度目の入院時に，気管切開と胃瘻造設がなされた。その際，患者は文字盤で，DNAR の意思を伝えた。この患者の家族は息子 1 人であり，息子も患者の決定に納得していた。
> 　今回，患者は意識障害をおこし，入所していた施設から搬送されてきた。当初，本人と意思疎通が図れず，DNAR でよいのか，医療チームのなかで迷いが生じた。息子の意向を確認したところ，「父の決定を尊重したい」ということであった。そうこうするうちに，患者の意識障害が改善し，これまでのように患者とまばたきやうなずきで意思疎通が図れ，再度，患者が DNAR を希望することを確認できた。
> 　施設に帰る準備をしていたところ，患者に血圧低下が認められ，当直の医師が昇圧剤の指示を出した。看護師が本人の意向と違うのではないかと医師に確認し，昇圧剤は使用しないという方針になった。幸い，その後，患者の状態は改善し，施設へ帰ることができた。

**図 5-2** 状況の記述に対する効果的なフィードバック①

「○○すればよい」のように解決策を提案しがちですが，経験から効果的に学ぶためには，**看護師長が客観的に自分のおかれた状況を眺めることができるよう支援することが重要**です。

## 肯定的な評価

　また，看護師長が課題の解決に向けて奮闘したことに対して，**肯定的な評価をする**ことも重要です。

　例を示します。透析室の看護師長が，スタッフ（部下）から，医師が脱血側と返血側の穿刺を逆に行ってしまったことについて，あわてた様子で報告があったことを受けて対処した事例を記述しました。この事例の看護師長は，報告してきた部下が透析看護の経験を豊富にもっていたにもかかわら

> 透析室の看護師長が，スタッフ（部下）から，医師が脱血側と返血側の穿刺を逆に行ってしまったことについて，あわてた様子で報告があったことを受けて対処した事例

【状況の欄の記述】

医師が脱血側と返血側の穿刺を逆に行ってしまい，透析室のスタッフ（部下）があわてた様子で報告してきて，私が対処した。部下は，透析看護の経験を豊富にもっていたにもかかわらず，早期に発見して落ち着いて対処できなったことに落胆した。

【フィードバック】

このような場面では，まずは患者への対応が第1ですので，すぐに患者のところに駆けつけた○○さんの対応は間違っておらず，当然のことだと思います。

← 肯定的な評価

スタッフが経験したことを学びにつなげられるかかわりが重要です。

← 肯定的な評価
のあとの助言

**図 5-3** 状況の記述に対する効果的なフィードバック②

ず，早期に発見して落ち着いて対処できなかったことに落胆したことについても記述しました。

これに対して，上司は，「このような場面では，まずは患者への対応が第1ですので，すぐに患者のところに駆けつけた○○さん（看護師長）の対応は間違っておらず，当然のことだと思います」と評価しました。その次に，「スタッフが経験したことを学びにつなげられるかかわりが重要」と助言したことで，この看護師長は，事例について冷静に振り返ることができました（**図 5-3**）。

このように，**看護師長の思考や行動で具体的によかった点を挙げて，肯定的な評価をすること**が重要です。誰でも自分で自分のことを認めることはなかなか難しいので，他者から肯定的なフィードバックを得られることは貴重です。そして，肯定的なフィードバックは，看護師長に困難な出来事からも学ぶ勇気を与えてくれます。

## 2 「内省」の記述に対するフィードバック

内省段階では，看護師長が，「状況」のなかで生じた自分自身の感情や傾向をみつめ，成功や失敗に至った自身の判断や行動などを分析します。ここでは，上司または同僚など，**他者の視点で現象の読み解きをすることや看護師長の思考を深めるための質問をすること**が，効果的です。

## 他者の視点での現象の読み解き

　ある看護師長は，壮年期のがん患者に侵襲性の高い抗がん剤を投与した結果，数日後に亡くなったことに関して，治療選択の是非について悩んだ事例を記述しました。

　この記述に対して，上司は，「主治医と十分に話し合わずに，看護師長，薬剤師，リーダー看護師とで抗がん剤使用の是非について話し合ったり，カルテの記載のみから医師の考えを推測した様子が伝わってきます。薬剤師が抱いた疑義が主治医に直接届かなかったこと，それが活かされなかったことが課題だと思います」と指摘しました（図5-4）。

---

壮年期のがん患者に侵襲性の高い抗がん剤を投与した結果，数日後に亡くなってしまった事例

【内省の欄の記述】

壮年期のがん患者に侵襲性の高い抗がん剤を投与した結果，数日後に亡くなったことに関して，治療選択の是非について悩んだ。

問題は何かを明確に言い表す

【フィードバック】

主治医の考えを推測することにとどまり，薬剤師が抱いた疑義が主治医に直接届かなかったこと，それが活かされなかったことが課題だと思います。

**図5-4** 内省の記述に対するフィードバック①

---

## 看護師長の思考を深めるための質問

　また，ある看護師長は，部下から，糖尿病がある外科患者について，手術終了後に，「退院する前に，腎臓内科に転科するほうがよいと思います。転科できないでしょうか？」と相談され，まず主治医（外科）に今後の方針を確認するよう指示したにもかかわらず，部下が直接腎臓内科医に相談して転科を決めてしまった事例を記述しました。

　これに対して，上司は，「部下から師長であるあなたへの相談はあったものの，結局，部下個人の判断と行動で，患者の転科が決まったようですね。この事例の本当の問題点は何ですか？」と質問しました（図5-5）。

　この質問に対して，この看護師長は，「師長自身が行動をおこすということではなく，まず，そこにある問題点は何かということを考えなければならない。本事例からわかったのは，スタッフ個人が，師長や医師に相談しており，看護師チームで患者の状況を共有し，方針について検討する機会（たとえばカンファレンスなど）がなかったということである。また，チームリー

> 糖尿病がある外科患者の手術終了後，部下が直接腎臓内科医に相談して転科を決めてしまった事例

【内省の欄の当初の記述】

　糖尿病のある外科患者で，手術終了後，「退院する前に，腎臓内科に転科するほうがよいと思う。転科できないか？」と部下から相談された。まず主治医（外科）に今後の方針を確認するよう指示したにもかかわらず，部下が直接腎臓内科医に相談して転科を決めてしまった。

あえて問題は何かを示さず看護師長の思考が深まるようなヒントを投げかける

【フィードバック】

　部下から師長であるあなたへの相談はあったものの，結局，部下個人の判断と行動で，患者の転科が決まったようですね。
　本当の問題は何ですか？

【内省の欄の加筆】

　師長自身が行動をおこすということではなく，まず，そこにある問題点は何かということを考えなければならない。
　本事例からわかったのは，スタッフ個人が，師長や医師に相談しており，看護師チームで患者の状況を共有し，方針について検討する機会（たとえばカンファレンスなど）がなかったということである。また，チームリーダーや主任が役割を発揮できていないことがわかった。

**図 5-5** 内省の記述に対するフィードバック②

ダーや主任が役割を発揮できていないことがわかった」と加筆しました。

　このように，混沌としていて問題の本質をつかむことができていない看護師長に対して，**問題は何かを明確に言い表すこと**，または，**あえて問題は何かを示さず看護師長の思考が深まるようなヒントを投げかける**ことが効果的です。経験学習の4段階のなかで「内省」段階は，物事の本質を追究するために分析的な思考を働かせるという特徴があります。看護師長が思考を止めずに物事の本質に到達できるような支援が求められます。

## 3 「私が得た知識・スキル」の記述に対するフィードバック

　この段階では，看護師長が経験から導き出した学びを言語化します。ここでは，**看護師長の学びを明確化させること**や**看護師長の学びをふまえて今後とるべき行動の具体的な提示をすること**が効果的です。

77

## 学びの明確化

　ある看護師長は，混合病棟で各科の医師チームと病棟看護師とで業務改善のためのカンファレンスをはじめて開こうとしたが，副看護師長や主任看護師にうまく仕事を任せられず，結局，自分ばかりが動いてしまったことから，相手が動けるように導くことが重要だと気づいたことを記述しました。これに対して，上司は，「師長の仕事のほとんどは，誰かの協力がなければ動かないということを考えれば，副師長・主任・リーダーの巻き込み方は重要です。それぞれに働きかけるタイミングも大切です。そして実行の時期を選んで行うということです」と助言しました（図5-6）。

医師チームと病棟看護師とで合同カンファレンスを開く際，部下にうまく仕事を任せられず，結局，自分ばかりが動いてしまった事例

【私が得た知識・スキルの欄の記述】

　混合病棟で各科の医師チームと病棟看護師とで業務改善のためのカンファレンスをはじめて開こうとしたが，副師長や主任看護師にうまく仕事を任せられず，結局，自分ばかりが動いてしまった。
　師長である自分が，相手が動けるように導くことが重要だと気づいた。副師長・主任・リーダーそれぞれに求める役割を明確にして伝えていかなければばらない。

看護師長の学びを代わりに言語化してみせる

【フィードバック】

　師長の仕事のほとんどは，誰かの協力がなければ動かないということを考えれば，副師長・主任・リーダーの巻き込み方は重要です。それぞれに働きかけるタイミングも大切です。そして実行の時期を選んで行うということです。

**図5-6** 私が得た知識・スキルの記述に対するフィードバック①

## 今後とるべき行動の具体的な提示

　また，別の看護師長は，多職種との会議での進行役をうまく部下に任せることができず，「自分から発言するのではなく，相談のあったときに部下と一緒に考えられるようになりたい」という学びを記述しました。これに対して，上司は，「いつでもスタッフからの相談に応えられるような余裕と引き出しをもっていることは，簡単そうにみえて大変なことですが，とても重要なことだと思います。さらにそこから1歩進めて，"部下が相談してくるのを待つ"という受け身の姿勢から，"部下が相談したくなる""部下が相談してくるように仕向ける"といったかかわりを意識できるとよいです。そのことにより，部下の育成が意図的に行えるようになると思います」と提案しま

> 多職種との会議での進行役を，うまく部下に任せることができなかった事例

【私が得た知識・スキルの欄の記述】

多職種との会議での進行役をうまく部下に任せることができなかった。これからは，自分から発言するのではなく，相談のあったときに部下と一緒に考えられるようになりたいと思う。

→ 看護管理者としてとるべき行動について具体的に示す

【フィードバック】

いつでもスタッフからの相談に応えられるような余裕と引き出しをもっていることは，簡単そうに見えて大変なことですが，とても重要なことだと思います。
　さらにそこから1歩進めて，"部下が相談してくるのを待つ"という受け身の姿勢から，"部下が相談したくなる""部下が相談してくるように仕向ける"といったかかわりを意識できるとよいと思います。

**図 5-7** 私が得た知識・スキルの記述に対するフィードバック②

した（**図 5-7**）。
　このように，**看護師長が経験からの学びを明確化できていないときは，代わりに言語化してみせること**，さらに，今後，**看護管理者としてとるべき行動について具体的に示すこと**が重要です。経験したことを"ただの経験"として終わらせるか，"経験学習"にできるかは，この段階での学びの概念化にかかっていますので，**概念化できるような支援**が求められます。

## 4 「異なる状況での試行」の記述に対するフィードバック

　この段階では，経験から学んだことを異なる状況で適用させて実施します。経験から得た学びを「仮説」とすると，異なる状況でも適用可能か実証してみるということです。ここでは，**看護師長の学びをより発展させるための指摘**をすると効果的です。
　例を示します。ある看護師長は，特定の先輩看護師と同じ時間帯で勤務することや指導を受けることにストレスを感じて，精神的に不安定になった新人看護師への看護師長としてのかかわりを事例として記述しました。そして，「異なる状況での試行」として，今後，当該新人看護師が苦手とする先輩看護師と同じ勤務帯で仕事をする際，他の看護師にフォローを依頼し見守ることを記述しました。

これに対して，上司は，「当該新人看護師だけで終わらせずに，新人看護師全体のストレス対応を考えるのであれば，あなたの部署の他の新人看護師にも目を向けて何か問題を抱えていないか考えてみてください」と助言しました（**図5-8**）。

---

特定の先輩看護師と同じ時間帯で勤務することや指導を受けることにストレスを感じて，精神的に不安定になった新人看護師へ看護師長としてのかかわった事例

【異なる状況での試行の欄の記述】　　　　　　　　　　　　　　【フィードバック】

　今後，当該新人看護師が苦手とする先輩看護師と同じ勤務帯で仕事をする際，他の看護師にフォローを依頼し見守りたい。

学びを適用できる別の状況を具体的に提案

　当該新人看護師だけで終わらせずに，新人看護師全体のストレス対応を考えるのであれば，あなたの部署の他の新人看護師にも目を向けて何か問題を抱えていないか考えてみてください。

**図5-8** 異なる状況での試行の記述に対するフィードバック①

---

　また，ある看護師長は，がんで余命半年と医師より説明を受けた患者が，セカンドオピニオンの手続きをめぐって医療者に不満をぶつけたことを事例として記述し，「異なる状況での試行」として，別の患者から病室内の設備に関する苦情を受けて対応した内容を記述しました。

　これに対して，上司は，「病室内の設備の事例を"異なる状況での試行"としたのは，患者への対応方法を前の事例より工夫できたということでしょうか？」と質問しました（**図5-9**）。

---

がんで余命半年と医師より説明を受けた患者が，セカンドオピニオンの手続きをめぐって医療者に不満をぶつけた事例

【異なる状況での試行の欄の記述】　　　　　　　　　　　　　　【フィードバック】

　別の患者から病室内の設備に関する苦情を受けて対応した。

前回・今回の事例での学びの整合性の確認

　病室内の設備の事例を「異なる状況での試行」としたのは，患者への対応方法を前の事例より工夫できたということでしょうか？

**図5-9** 異なる状況での試行の記述に対するフィードバック②

---

　このように，**看護師長の学びを適用できる別の状況を具体的に提案する**ことや，**前回の事例で抽出した学びと新しい事例との整合性を確認する**ことが重要です。

第5章
看護師長の経験学習を促進するフィードバック

「異なる状況での試行」の段階まで至って，看護師長の経験学習の4段階が完成します。支援者は，看護師長が経験から得た学びを試すことができるような場や対象を提案することや，実際に異なる状況で試行した際は，看護師長とともに確認することや承認することが重要です。

## フィードバックに関する留意点

ここまで，看護師長の経験学習に対して支援者が行うと効果的なフィードバックについて説明してきました。ここで，フィードバックの仕方について留意点を示します。

### [1] フィードバックは経験学習の各段階に応じていなくてもよい

フィードバックは，必ず，経験学習の段階ごとに行わなければならないというものではありません。4段階に対してまとめて1つのフィードバックでもよいです。

また，たとえば，「内省」の段階では，効果的なフィードバックとして前述した「他者の視点での現象の読み解き」や「看護師長の思考を深めるための質問」しかしてはならない，ということではなく，「私が得た知識・スキル」のところで示した内容（たとえば，「看護師長が今後とるべき行動の具体的な提示」など）を助言してもかまいません。つまり，支援者は，フィードバックする内容を経験学習の各段階に応じて厳密に分ける必要はなく，思いつくままを看護師長に返してよいです。ただし，**看護師長の経験学習を促進させるためのフィードバックであることを忘れないでください。**

### [2] フィードバックをする支援者は，看護師長の上司や同僚が適任である

第4章の事例1，3，4では上司が，事例5では同僚が，看護師長の経験学習にフィードバックするケースを示しました。**支援者は，上司や同僚など，看護師長のおかれた状況をよく知り俯瞰的に捉えることができ，看護師長が信頼している人が適任**です。自分の経験を人に見せたり語ったりすることはただでさえ勇気がいりますし，失敗した経験であるならばなおさらです。信頼している他者から安全が保障されている環境でフィードバックを受けることで，看護師長の経験学習はより促進されるといえます。

81

また，できれば，フィードバックは，同じ人から継続して得られるとよいです。同一の相手と経験学習を共有することで，1つの事例から次の事例へ応用した場合に理解してもらえる，自分では気づきにくい自分の傾向や変化に気づいてもらえることが期待できます。年度のはじめに，経験学習のパートナーを決めて，1年間，そのパートナーと事例を共有しフィードバックを得るという方法も考えられます。

### [3] 事例の共有とフィードバックのやり取りは，グループでもよいが1対1が望ましい

　最近，看護師長同士のグループで経験を語り合い，フィードバックする取り組みが紹介されています[1, 2]。私が学会等で研究発表すると，「グループ内でのフィードバックでも効果は期待できますか？」と質問を受けることが多くあります。たしかに，本書で紹介した「経験学習ノート」を記述し，ピアグループで共有しフィードバックを得る方法も可能です。グループでのやり取りは，1対1でのやり取りと比べて，多くの方から様々な視点でフィードバックを得られるというメリットがあります。一方で，グループメンバーに苦手とする人や信頼関係を構築できていない人が混じっていると話しにくさが生じる，記録を残しにくいというデメリットもあります。ちなみに，一般企業では，1 on 1とよばれる上司と部下の1対1で経験学習を促進する取り組みがなされています[3]。グループでのやり取りも効果がないわけではないですが，**1対1の方がより望ましいといえます。**

　第4章では，看護師長の経験学習の実際を，第5章では，看護師長の経験学習を促進する上司のフィードバックについて説明しました。読者の皆さんは，5つの事例を読むことで刺激を受け，皆さん自身の印象深いエピソード，忘れられない患者や部下の顔を思い浮かべられたのではないでしょうか。是非，皆さんの日常の仕事の経験1つひとつを大切に，立ち止まって思いや考えを巡らせてみてください。皆さんを看護管理者として成長させる貴重な学びを見つけることができるでしょう。

---

文献

1) Cathcart, E.B., Greenspan, M., & Quin, M. (2010). The making of a nurse manager：the role of experiential learning in leadership development. *Journal of Nursing Management,* 18, 440-447.
2) 西向秀代 (2011). 対話的リフレクションによる看護師長の学びと変化－1年後のインタビュー内容を分析して. 日本看護学会論文集：看護管理, 41, 250-253.
3) 松尾 睦 (2015). 「経験学習」ケーススタディ. ダイヤモンド社.

経験学習ノートの記載とフィードバック

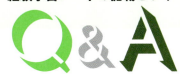

ここでは，読者の皆さんが経験学習をするうえで，
浮かび上がってくると思われる質問を想定し，
その答えとしての筆者の考えを示します。

## ▶▶ 看護師長の方

**Q1** 経験学習ノートに書く事例はどのようなものがふさわしいですか？
経験学習ノートに書く事例が思いつきません。

**A** 仕事をするなかで，達成感や学びを得た出来事，または，おこった出来事にうまく対処できなくてもやもや感が残っている事例，これでよかったのかという迷いが残っている事例，などが最適です。仕事で，"うまくいった！"と嬉しくなったこと，反対に，"失敗した…"と落ち込んだこと，誰かに話したい，聞いてもらいたいことを書くとよいでしょう。また，1週間や1か月などと期間を区切って，その期間のなかで最も印象深い事例を選んで書くという方法もあります。

　基本的には，あまり難しく考えずに，小さな内容でもかまいませんので，**"書いてみたい"や"残しておきたい"ということを気軽に書いてみること**をおすすめします。

**Q2** 私は書くことが苦手です。どうしたらいいですか？

**A** 書くことが苦手な場合，自分の考えをまとめるためにも，まずは誰かに話してみることをおすすめします。話すことで考えがまとまったら，メモ程度でよいので，「経験学習ノート」に記載しておくとよいでしょう。慣れてきたら，「経験学習ノート」の各段階に詳しく書いてみましょう。また，自分が誰かに話すときに，相手の許可を得てから，スマートフォンなどで録音する方法もあります。大切なことは，**何らかの方法で，経験からの貴重な学びを残す**ということです。

**Q3** 忙しすぎて，経験学習ノートに書くための時間を確保できません。

**A** まずは，メモ程度でよいので，何がおこったのかという「状況」だけでも書いておくとよいです。内省や学びを引き出すプロセスは，時間をおいてからでも可能です。一方，「状況」は，時間が経つにつれて記憶が薄れてあいまいになっていきます。ひとまず，**「状況」の欄だけはタイムリーに記載**し，落ち着いてから，じっくりと「内省」や「私が得た知識・スキル」の欄に記載するとよいでしょう。

**Q4** 経験学習を深めるためには，第三者と共有し，フィードバックを得ることが大事なことはわかりますが，他者に見せることに抵抗があります。とくに上司には…。

**A** 本文中にも説明していますが，経験学習は自分1人でもできます（55ページ）。したがって，**他者と共有することに抵抗がある場合には，1人で実践してみましょう**。無理をして第三者に見せる必要はありません。

しかし，**他者からフィードバックを得ることで，自分の経験学習を深化させることができる**のも事実です。可能であれば，信頼できる他者と経験学習ノートの内容を共有できるとよいです。この他者とは，上司，同僚，部下などです。上司と共有することに抵抗がある場合は，同僚（例：看護師長同士）や部下（例：あなたが看護師長なら副看護師長）でもかまいません。そして，他者から，必ずしもフィードバックを得なければならないかというとそうではなく，ノートを読んでもらい感想を言ってもらう，疑問点があれば質問してもらう，などをきっかけに対話をするだけでも，あなたの経験学習を発展させることができるでしょう。

また，あなたからみて"上司"といっても直属の方やそうでない方がいると思います。ライン上の上司であれば，あなたはその方に，報告・連絡・相談をすると思いますので，経験学習ノートに記載する内容をすでに口頭で報告・相談している場合が多いと思います。その場合は，経験学習ノートを共有するという方法にとらわれず，「先日のあの出来事ですが，私は，振り返ってみて○○のように考えているのです」や「先日のあの出来事から，私は○○について学びました」などと口頭で相談し，助言を得るという方法も考えられます。また，ライン上の上司でなくても，自分より職位が上で相談しやすい方に，あなたが経験から学んだ内容を聞いてもらう，可能であればノートにフィードバックを記載してもらう，ということもできると思います。あなたより職位が上の方は，あなたよりも多くの経験を積んでいる場合が多いですし，俯瞰的な視点であなたの置かれた状況を捉えられる場合も多いです。そのため，あなたの経験学習を深化させることにつながるフィードバックを得られる可能性も大きいと思います。

### 上司と共有する場合の例

1. あなたは看護師長であり，直属の上司はA副看護部長である。A副看護部長には，常に報告・連絡・相談をしているし，A副看護部長を信頼している。
   ➡ A副看護部長に経験学習ノートを読んでもらいフィードバックを記載してもらう。または，口頭でフィードバックをもらう。

2. あなたは看護師長であり，直属の上司はA副看護部長である。しかし，A副看護部長は厳しく，苦手意識がある。一方，直属の上司ではないB副看護部長には相談しやすいし，B副看護部長のことを信頼している。

➡ B副看護部長に経験学習ノートを読んでもらいフィードバックを記載してもらう。または，口頭でフィードバックをもらう。

**Q5** 上司を信頼していて，是非，経験学習ノートにフィードバックをもらいたいのですが，忙しそうで気が引けます。
上司がフィードバックすると約束してくれましたが，なかなかノートに記載してもらえません。

**A** まず，フィードバックしてほしいというあなたの気持ちを伝え，協力を求めましょう。さらに，本書をあなたの上司に渡して，経験学習をしてみたいというあなたの考えを説明するのもよいと思います。協力を依頼した上司から断られた場合は，他の上司や看護師長の同僚に協力を求めてみるとよいと思います。

フィードバック役を引き受けてくれた上司が，なかなかフィードバックを記載してくれない場合は，催促してみる，口頭でフィードバックをもらいそれをあなたが記載するという方法をとると思います。上司がフィードバックすることを忘れているだけかもしれません。また，多忙が理由でフィードバックのための時間が取れない場合は，上司の負担を軽減できる方法をとってみるとよいでしょう。

**Q6** 先日，上司から経験学習ノートにフィードバックをもらいましたが，誤解があるようで，フィードバックの内容に納得できません。

**A** 上司から得たフィードバックに納得できない場合は，そのことを上司に伝えて，対話するための時間をとってもらいましょう。経験学習ノートの共有とフィードバックの方法は，はじめに口頭で行い，次にノートにフィードバック内容を書き込んでもらうという2段階が理想です。しかし，時間がない場合は，対話ができずノートへの書き込みのみになってしまうかもしれません。その場合，フィードバックをする方（上司）は，経験学習ノートに書かれた内容からしか情報を得ることができませんので，誤解が生じている可能性があります。繰り返しになりますが，**上司から得たフィードバックに納得できない場合は，そのことを上司に伝えて，対話をすることが重要**です。

**Q7** 副看護師長にも，経験学習ノートに記載することをすすめたいのですが，どうしたらよいですか？

**A** 副看護師長の方の経験学習を促進するよい機会になりそうですね。本書には，看護師長が記載した事例をたくさん載せていますので，副看護師長の方に本書を読むことをすすめてください。可能であれば，あなた自身が書いた経験学習ノートを読んでもらい，あなた自身が経験学習をしてみた感想を伝えて，**副看護師長の方に経験学習の効果を感じてもらう**とよいと思います。そして，まずは気軽に1事例からノートに記載することを副看護師長の方にすすめ，あなたがフィードバックすることで，経験学習の効果を実感してもらうとよいでしょう。

## ≫ 看護部長，副看護部長の方

**Q8** 看護師長に，経験学習ノートに記載してもらい，フィードバックしたいと思いますが，どのようにすすめたらよいですか？
看護師長にとってプレッシャーにならないようにすすめるにはどうしたらよいですか？

**A** 看護師長にとって，上司の方から経験学習ノートに記載することと共有することをすすめられると，強制力を感じるかもしれません（断りたくても断りづらいかもしれません）。そのため，まずは**タイミングを選ぶ**とよいでしょう。

例えば，看護師長に昇格した年度初めは，看護師長も管理職として仕事をすることへの不安や緊張が高まっていると思います。その新任期の看護師長の成長をサポートするという目的を伝えれば，看護師長もノートに記載してみようと思えるかもしれません。その場合，新任の看護師長のなかから特定の看護師長を選び，経験学習ノートの記載をすすめるのではなく，**新任の看護師長全員にすすめてみて，やりたいと手を挙げた看護師長のみ参加する**ようにすると強制力が働かずよいと思います。

また，新任期だけでなく，1〜3年目の看護師長などと対象者を区切って，経験学習を促すことを教育計画のなかに組み入れることもできるでしょう。看護師長－上司のように1対1で行う方法だけでなく，看護師長同士のグループワークで経験学習ノートの内容を共有する方法もありますので，あなたの施設の看護師長の方の希望を聞きながら，取り入れやすい方法でやってみることをおすすめします。

さらに，看護師長が経験学習ノートに記載することを継続するためには，**看護師**

長が安心して自分の経験学習を他者と共有できるかどうか，他者からタイムリーに
フィードバックを得られるかどうか，が鍵になります。看護師長がフィードバック
を得たいと思える人からタイムリーに得られるようにするなどの体制を整えること
が重要です。

**Q9** 看護師長が書いた経験学習ノートへのフィードバックについて，私のフィード
バックは，ついついきつくなりがちですが，どのような点に気をつけたらよい
ですか？

**A** 上司として看護師長への期待が大きければ大きいほど，フィードバックの内
容が厳しくなりがちだと思います。まずは，**看護師長を労うこと，看護師長
が努力した点を探して肯定的なフィードバックをするように心がけましょう。**

　そうは言っても，上司として厳しいフィードバックをしなければならない場面も
あると思います。その場合，看護師長と顔を合わせて話をよく聞き，詳細な状況を
理解したうえで，**まずは口頭でフィードバックをする**とよいでしょう。その後に，
看護師長の経験学習ノートにフィードバック内容を記載することで，あなた自身も
一呼吸おいて，冷静にフィードバックできると思います。看護師長の文章を読ん
で，あなたも文章でフィードバックすると誤解を生む可能性があるので，とくに**厳
しいフィードバックをするときは，はじめに看護師長からよく話を聞く**ようにしま
しょう。

# あとがき

　本書を書き終え，あらためて，貴重な事例を提供してくださった看護師長の皆様，看護部長・副看護部長の皆様に心より感謝申し上げます。

　本書を執筆することで，私の博士論文の研究の集大成とすることができました。今振り返ると，博士論文の研究に取り組んでいる最中は，データ収集や分析，論文の執筆に無我夢中で，私は，データにじっくり向き合うことができていませんでした。今回，あらためて，データを読み直すと，看護師長それぞれの緊迫感や息遣い，喜怒哀楽が伝わってくるようで，1つひとつの事例のもつ迫力に圧倒されました。看護師長が書いた事例を読むことで，私も，まるでその場にいるような感覚となり，気づけば，事例の当事者と同じように喜んだり，腹をたてたり，落胆したりしていました。本書によって，看護師長の現実の世界に光を当て，看護師長が，よりよい看護の提供を目指して試行錯誤し，奮闘しているさまの一部を可視化できたと自負しています。研究者である私は，より一層，看護師長の世界に魅せられ，さらに探求していきたいと強く動機づけられています。本書が，看護管理の価値を創造することに貢献できるよう願っています。

　本書の大きな目的は，看護師長と看護師長を支援する方々にとって，経験学習を実践するうえでの手引書となることです。本書では，事例を用いて経験学習の4段階を丹念に追い，Q&Aも掲載することで，読者に経験学習の効果を実感していただき，事例を書くことの煩わしさや苦手意識を払拭してもらえるよう工夫しました。また，第5章では，看護師長の経験学習を促進するフィードバックについて詳述しました。私が，博士論文の研究に取り組んでいる頃には，経験学習を促進するフィードバックの内容について知見があまりなく，手探りでした。研究協力を申し出てくださったフィードバック役の看護部長・副看護部長の皆様も「何をどんなふうに，看護師長に返したらよいか？」と戸惑っておられるなか，無理を承知でお願いしました。皆様のご協力により，本書において，看護師長の経験学習を促進するフィードバックの具体的な内容と，その有効性を示すことができました。臨床現場で活躍している看護師長の皆様，看護師長を支援する皆様が，本書を活用して，経験学習を実践，または，支援され，看護管理者としてさらに成長されることを

願っています。

　本書の原案となった博士論文の指導にあたってくださった吉田千文先生（聖路加国際大学），中山和弘先生（聖路加国際大学），松谷美和子先生（国際医療福祉大学），松尾　睦先生（北海道大学），井部俊子先生（長野保健医療大学）に心より感謝申し上げます。

　また，研究者の先輩として，私がくじけることなく研究を続けることができるよう支援してくださった三浦友理子先生（聖路加国際大学），米倉佑貴先生（聖路加国際大学）に深く感謝申し上げます。

　本書の企画から刊行まで，医学書院の溝口明子さんにお世話になりました。溝口さんは，まるで腕の良い助産師のように私の執筆活動に伴走し，支えてくださいました。おかげで本書を世に送り出すことができました。感謝申し上げます。

　最後に，常々，私に対して，ポジティブまたはネガティブなフィードバックをし，内省を促してくれる娘・萩乃と私の活動を温かく見守ってくれる両親に感謝します。


　なお，本書の原案となった研究は，平成 25 年度 日本看護管理学会研究助成，JPPS 科研費 JP16K20734 の助成を受けて実施しました。


2019 年 6 月

倉岡有美子

# 索引

## 数字・欧文

1対1　82
1段階目：状況　6
1人で経験学習を行った事例　52
2段階目：内省　7
3段階目：私が得た知識・スキル　8
4段階目：異なる状況での試行　8
Eichinger　3
Knowles による成人の学習者の特徴　2
Kolb　4
　——の経験学習モデル　5
Lombardo　3
McCall　3, 10
NICU 長期入院児の小児科病棟への転棟　52
QOL　47

## 和文

### あ

新しい部署での部下との関係構築　35, 36
新たな取り組みの導入　35, 36
安全管理の問題への対応　35, 37

### い

育児短時間勤務　61
意思決定支援　47
医療事故の再発防止策の立案　22

### う

うまくいった経験　52

### お

応援要請　66
大人の学び　2
思い込み　56

### か

外来化学療法室のベッドの配置転換　56
外来と病棟の連携　44
学習　5
課題　11
課題達成中心的　2
看護管理者

　——としてとるべき行動の具体的な提示　78
　——の学び　3
看護師長
　——の経験学習4段階　7
　——の経験学習内容の分類　34
　——の経験学習の事例　44
　——の学びをより発展させるための指摘　79
看護師長自身の能力開発のための計画　35, 37
看護補助者業務の改善　66
患児の両親との関係性　53
患者
　——受け入れのための他部署との調整
　　　　　　　　　　　　　　　　　35, 36
　——にとっての最適を目指した段取り
　　　　　　　　　　　　　　　　　39, 42
患者中心の看護を行う体制づくり　39, 40
管理部署の変化の経験　16, 20

### き

企業の管理者
　　の成長　3
　——を成長させた経験　10
記述
　——のタイミング　27
　——のメリットとデメリット　26
客観的
　——な振り返り　60
　——に自分のおかれた状況を眺める支援　74
窮地に立った経験　16, 22
業務改善　66

### く

癖　68
具体的経験　5

### け

経験　5
経験学習
　——4段階　7
　——とは　4
　——の実践方法　6
　——の事例　44

──の定義　6
　──を実践するタイミング　9
　──を成功させる　9
経験学習内容の分類　34
経験学習ノート
　──，記載方法とフィードバック　31
　──に書く事例　83
　──の記載例　49
　──の使い方　27
　──，フォーマット　30
権利
　──の主張　62
　──の擁護　63

## こ

効果的なフィードバック　72
肯定　65
肯定的な評価　74
口頭でのフィードバック　87
個人情報の保護　28
異なる状況での試行（4段階目）　8
　──，記述方法　28
　──，経験学習内容　43
　──の記述に対するフィードバック　79
　──の内容分類　43
子どもの学び　2

## し

時間外勤務　61
時間の確保　83
思考過程の整理　73
思考パターン　68
思考を深めるための質問　76
自己決定的　2
自己の傾向　37
失敗に至った自身の判断・行動　37, **39**
自分自身の感情　37
自分の限界を認める　21
修羅場　11, **12**
状況（1段階目）　6
　──，記述方法　27
　──，経験学習内容　35

──の記述に対するフィードバック　73
　──の内容分類　35
上司　11
　──からのフィードバックを受けた事例
　　　　　　　　　　　　　　　　44, 56, 61
情報提供のしくみの構築　17
情報の整理と明確化　73
進捗状況の見守り　58
信頼関係　63
信頼を構築するスキル　16, 21

## す

スタッフとの信頼関係　63

## せ

成功
　──に導くための代替案　37, **39**
　──に結びついた自身の判断・行動　37, **38**
成功した事例　54
成人学習理論　2

## た

他者
　──との共有の仕方　28
　──の視点での現象の読み解き　76
達成感を得た出来事　83
他の人とのつながり　11
短時間勤務　61

## ち

抽象的概念化　5
超過勤務　61
挑戦的な課題への取り組み　6

## と

当該事例への継続したアプローチ　43
透析の非導入　45
同僚看護師長からフィードバックを受けた事例
　　　　　　　　　　　　　　　　　　　66
とるべき行動の具体的な提示　78

## な

内省（2段階目）　7
　――，記述方法　27
　――，経験学習内容　37
　――の記述に対するフィードバック　75
　――のための視点　55
　――の内容分類　38
内省的観察　5

## に

認知症患者の入院　44

## の

能動的実験　5

## は

働き方に問題を抱える部下へのかかわり　61
判断の難しいケース　62

## ひ

人を巻き込むスキル　16, 17

## ふ

フィードバック　72
　――，「異なる状況での試行」の記述に対する　79
　――，「状況」の記述に対する　73
　――，「内省」の記述に対する　75
　――に関する留意点　81
　――に納得できない場合　85
　――，「私が得た知識・スキル」の記述に対する　77
部下
　――に仕事を任せる　56
　――の自律を導くスキル　16, 19
　――の成長を考える　20
　――の力を引き出す支援　39, 41
　――，問題を抱えている　20
　――を育成した経験　16, 18
　――を知り認めることによる信頼の獲得　39, 41
部下育成　35, 36

## へ

複雑な課題をもつ患者・家族への介入　35, 36
分析に基づいた再発防止策の実施　39, 42

## へ

変革を成し遂げた経験　16

## ま

学び
　――の明確化　78
　――を得た出来事　83
　――をより発展させるための指摘　79
迷いが残っている事例　83

## も

目的を明確にした自発的な取り組み　39, 42
もやもや感が残っている事例　83
問題
　――自体の原因　37, 39
　――の当事者となった部下の支援　39, 42
　――の本質的理解と解決方針の提示　39, 42
　――の本質をつかむスキル　16, 22
　――を抱えている部下へのかかわり　20, 61

## り

リーダーシップ　10
　――と経験学習　10
リリーフ
　――の目的　69
　――要請　66

## る

類似した事例での学びを活かした実践　43

## わ

私が得た知識・スキル（3段階目）　8
　――，記述方法　28
　――，経験学習内容　39
　――の記述に対するフィードバック　77
　――の内容分類　40